HAṬHA-YOGA-
-PRADĪPIKĀ

Uma luz sobre o
Haṭha-Yoga

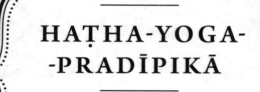

O livro é a porta que se abre para a realização do homem.

Jair Lot Vieira

SVĀMIN SVĀTMĀRĀMA

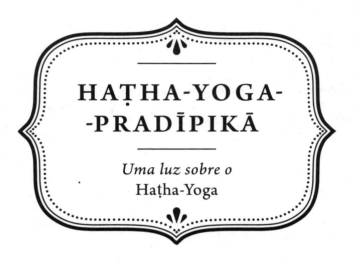

HAṬHA-YOGA-
-PRADĪPIKĀ

Uma luz sobre o
Haṭha-Yoga

TEXTO CLÁSSICO DO
YOGA TRADICIONAL INDIANO

Tradução comentada por
ROBERTO DE ANDRADE MARTINS
Instrutor de sânscrito, filosofia e cultura indiana

mantra.

Grafia conforme o novo Acordo Ortográfico da Língua Portuguesa.

1ª edição, 2ª reimpressão 2023.

Editores: Jair Lot Vieira e Maíra Lot Vieira Micales
Coordenação editorial: Fernanda Godoy Tarcinalli
Tradução comentada: Roberto de Andrade Martins
Revisão: Ângela Moraes
Diagramação: Karine Moreto de Almeida
Capa: Marcela Badolatto | Studio Mandragora

Dados Internacionais de Catalogação na Publicação (CIP)
(Câmara Brasileira do Livro, SP, Brasil)

Svātmārāma, Svāmin
Haṭha-Yoga-Pradīpikā: uma luz sobre o Haṭha-Yoga / Svāmin Svātmārāma ; tradução comentada por Roberto de Andrade Martins – São Paulo : Mantra, 2017.

"Texto clássico do yoga tradicional indiano"

"Versão integral em sânscrito e em português"

Título original: हठयोगप्रदीपिका

Bibliografia.

ISBN 978-85-68871-07-2

1. Filosofia indiana 2. Hatha yoga 3. Yoga – Filosofia I. Martins, Roberto de Andrade. II. Título.

17-05164 CDD-613.7046

Índice para catálogo sistemático:
1. Hatha yoga : Fundamentos e prática : 613.7046

CÓPIA NÃO AUTORIZADA É CRIME
ABDR
RESPEITE O DIREITO AUTORAL
EDITORA AFILIADA

mantra

São Paulo: (11) 3107-7050 • Bauru: (14) 3234-4121
www.mantra.art.br • edipro@edipro.com.br
@editoramantra

Sumário

INTRODUÇÃO À *HAṬHA-YOGA-PRADĪPIKĀ*
os fundamentos do antigo método espiritual indiano de libertação pelo esforço 7

1 PRIMEIRO CAPÍTULO (*PRATHAMOPADEŚA*):
informações gerais, alimentação, posturas (*āsanas*) 9

2 SEGUNDO CAPÍTULO (*DVITĪYOPADEŚA*):
purificação (*nāḍīśodhana, ṣaṭkarmaṇi*), controle da respiração e sua retenção (*prāṇāyāma*), amarra (*bandha*) 11

3 TERCEIRO CAPÍTULO (*TṚTĪYOPADEŚA*):
kuṇḍalinī, os poderes (*siddhi*) e os tampamentos (*mudrās*) 13

4 QUARTO CAPÍTULO (*CATURTHOPADEŚA*):
Laya-Yoga, os vazios (*śūnya*), o som sutil (*nāda*), *samādhi*, libertação (*mokṣa*) e as etapas do *Yoga* 14

5 TEMAS QUE NÃO SÃO ABORDADOS NESTA OBRA 15

6 ESTA TRADUÇÃO DA *HAṬHA-YOGA-PRADĪPIKĀ* 18

·· CAPÍTULO 1 ··

1.1 A tradição do HAṬHA-YOGA 21

1.2 Condições para a prática 24

1.3 Posturas ou ĀSANAs 29

1.4 Posturas mais importantes 40

1.5 Treinamento do YOGIN 52

·· CAPÍTULO 2 ··

2.1 Purificação das NĀḌĪs 59

2.2 As seis purificações – ṢAṬ-KARMĀṆI 65

2.3 Práticas de KUMBHAKA 75

·· Capítulo 3 ··

3.1 As tampas ou MUDRĀs 91

3.2 As amarras ou BANDHAs 111

3.3 Outras MUDRĀs 120

3.4 Movimentação da KUṆḌALINĪ 132

·· Capítulo 4 ··

4.1 Práticas para obter SAMĀDHI 143

4.2 A dissolução – LAYA 154

4.3 Práticas com o som místico (NĀDA) 168

4.4 O estado final do YOGIN 182

·· Apêndice ··
Transliteração e pronúncia do sânscrito

Pronúncia: vogais e ditongos 189

Pronúncia: consoantes e semivogais 190

Introdução

à *Haṭha-Yoga-Pradīpikā* – os fundamentos do antigo método espiritual indiano de libertação pelo esforço

Roberto de Andrade Martins*

Apresenta-se aqui uma tradução da *Haṭha-Yoga-Pradīpikā,* também conhecida como *Haṭha-Pradīpikā.* Este é um dos textos mais famosos sobre técnicas de *Yoga* de todos os tempos, comparável em importância ao *Yoga-Sūtra* de *Patañjali* e a outras fontes originais da antiga tradição indiana. Ela foi escrita cerca de 500 anos atrás pelo *Svāmin Svātmārāma,* uma pessoa sobre quem não se sabe quase nada. Supõe-se que viveu no século XV (mas pode ter sido no século anterior ou posterior a esse) e sabe-se que se chamava *Cintāmaṇi* antes de se tornar um *yogin.* Ele mesmo se declarava um seguidor da linhagem criada por *Gorakṣa-Nātha,* um dos fundadores do *Haṭha-Yoga* indiano tradicional, que viveu vários séculos antes dele.

Há outros textos tradicionais do *Haṭha-Yoga* indiano que foram conservados e também são considerados muito importantes, como o *Gorakṣa-Śataka,* a *Gheraṇḍa-Saṁhitā* e a *Śiva-Saṁhitā* – para citar alguns dos mais

---

*. É graduado em Física, doutor em Filosofia e Livre-Docente em Física, tendo feito estágios de pós-doutorado em Oxford e Cambridge. É professor aposentado da Unicamp, tendo colaborado também com diversas outras instituições de ensino superior (UEL, UFPR, USP, PUC-SP, UFPB, UEPB e UFSCar). É professor colaborador da FESB e da Unifesp. Dedica-se desde sua juventude ao estudo e à prática de Yoga e meditação. Participou da criação e coordenação do curso de graduação em Yoga das Faculdades Espíritas (Curitiba), em 1980, e atuou como professor no curso de especialização em Yoga daquela Faculdade, além de colaborar com vários outros cursos de formação de professores de Yoga (Paraná, Espírito Santo, Paraíba, Ceará e São Paulo). É autor dos livros *O yoga tradicional de Patañjali, Muṇḍaka-Upaniṣad: o conhecimento de Brahman e do Ātman; Uma luz sobre o Haṭha-Yoga;* e *Bhagavad-Gītā: a canção divina,* tendo também publicado artigos e capítulos de livros sobre o pensamento indiano. Juntamente com sua esposa, Flávia Bianchini, mantém o site "Shri Yoga Devi", que divulga informações sobre Yoga e pensamento indiano (www.shri-yogadevi.org) e atua como professor do curso de formação de professores de Yoga organizado por ambos, credenciado pela Aliança do Yoga e pela Yoga Alliance. Ministra palestras, cursos, workshops e retiros sobre sânscrito, pensamento indiano, Yoga e meditação.

conhecidos. Porém, ao longo dos séculos, a *Haṭha-Yoga-Pradīpikā* foi se tornando a principal obra de referência sobre esse ramo do *Yoga* indiano.

A palavra sânscrita *Haṭha* significa esforço, violência, força. O termo *Yoga* tem muitos significados, mas desde o período em que foi escrito o *Mahābhārata* tem sido entendido como um método, técnica ou meio para atingir *mokṣa*, a libertação espiritual (em contraste com a simples teoria ou filosofia dessa transformação). *Pradīpikā*, por fim, significa uma lamparina, uma fonte de luz. Assim, o título desta obra pode ser entendido como "uma luz sobre o método (de libertação) pelo esforço". Como a palavra *pradīpikā* é feminina, devemos nos referir a esse livro como "a" *Haṭha-Yoga-Pradīpikā* e não "o" *Haṭha-Yoga-Pradīpikā*. Por outro lado, a palavra *yoga* é masculina, por isso devemos dizer "o" *Haṭha-Yoga* e não "a" *Haṭha-Yoga*.

O *Haṭha-Yoga* indiano original, desenvolvido há cerca de mil anos e descrito nesta obra, tem pouca semelhança com aquilo que se costuma ensinar atualmente nas academias de *Haṭha-Yoga*. As várias escolas de *Yoga* que se costuma encontrar no ocidente e até mesmo na Índia atual habituam-se a se concentrar na prática de várias posturas físicas (*āsanas*), com ou sem movimentos; alguns poucos exercícios simples de respiração (*prāṇāyāma*); relaxamento; e algum tipo de meditação. Seu objetivo é proporcionar o bem-estar físico e emocional, assim como resultados terapêuticos e estéticos. Há várias correntes de *Yoga* desse tipo, ensinadas no Brasil e em outros países. Foram criadas há menos de um século, baseando-se em algumas práticas mais simples do *Haṭha-Yoga* tradicional e adicionando outras que provêm da ginástica e de exercícios de luta. São descendentes remotas do *Haṭha-Yoga* indiano original.

O objetivo central do *Haṭha-Yoga*, quando foi criado, era bem diferente. Tratava-se de um método esotérico de transformação física e espiritual, à procura de algo muito mais ambicioso do que ter saúde, tranquilidade e beleza. Além disso, incluía outras técnicas, além das que são ensinadas hoje em dia pelos instrutores de *Yoga* no ocidente (e até mesmo na Índia).[1]

A *Haṭha-Yoga-Pradīpikā* não é um manual semelhante às centenas de livros escritos por autores recentes. Não se destina a iniciantes, nem se deve esperar que sua leitura possa servir como base para o início da prática do *Yoga*. O público a quem este livro se destina é o de pessoas que já possuem

1. Os leitores interessados em mais detalhes históricos sobre o desenvolvimento dos conceitos e das técnicas do *Haṭha-Yoga* poderão consultar este livro: MARTINS, Roberto de Andrade. *Uma luz sobre o Haṭha-Yoga*. São Paulo: PoloBooks; Shri Yoga Devi, 2015.

um bom conhecimento do *Yoga* e tenham interesse em saber de onde saiu esse método, e o que ele significava para as pessoas que o criaram, há vários séculos. Não se recomenda, de modo algum, que uma pessoa inexperiente tente fazer as práticas descritas nesta obra.

Ao longo desta introdução, bem como na tradução e no comentário do texto, serão utilizados muitos termos em sânscrito (o idioma clássico da Índia) transliterados (com caracteres do nosso alfabeto, adicionados de alguns sinais, como por exemplo *ū*, *ś* ou *ṭ*). A pronúncia dessas palavras segue regras que estão explicadas no Apêndice, ao final deste livro (ver p. 187). Não existe qualquer modo de evitar o uso de termos em sânscrito, pois há conceitos importantes que não possuem equivalente em português ou em outros idiomas ocidentais. Tentar traduzi-los produz, quase inevitavelmente, uma confusão conceitual para o leitor, que passa a ter mais dificuldade em compreender seu significado original. É necessário paciência quanto a essa terminologia aos que ainda não estão muito familiarizados com tal linguagem; com o tempo ela passará a ter sentido, e sua importância será compreendida.

Na sequência, será apresentado um rápido resumo do conteúdo da *Haṭha-Yoga-Pradīpikā* (indicando também o que ela *não aborda*), para orientar sua leitura e estudo. Esta obra é dividida em quatro capítulos (*upadeśas*), que são descritos a seguir.

1 Primeiro capítulo (*prathamopadeśa*): informações gerais, alimentação, posturas (*āsanas*)

Logo no seu início, a obra informa que apresentará o conhecimento do *Haṭha-Yoga* como um meio para se atingir o *Rāja-Yoga* – identificado como o caminho do *samādhi*. Há quatro tipos de *Yoga* mencionados na obra: *Mantra-Yoga*, *Laya-Yoga*, *Haṭha-Yoga* e *Rāja-Yoga*. O último deles (o "*Yoga* régio") é considerado o melhor, e o *Haṭha-Yoga* é comparado a uma escada para chegar até ele. É importante perceber, portanto, que o *Haṭha-Yoga* não é considerado nem o único método de *Yoga*, nem o melhor de todos.

No princípio da obra, seu autor (*Svātmārāna*) se refere à origem do próprio *Haṭha-Yoga*. Seu mestre original teria sido o próprio *Śiva* (ou seja, um ser divino), que o teria transmitido a uma pessoa chamada *Matsyendra Nātha*, que seria o primeiro mestre humano. Este, por sua vez, teria ensinado o *Haṭha-Yoga* a *Gorakṣa Nātha*, a partir do qual esse conhecimento teria se difundido. Acredita-se que *Matsyendra* e *Gorakṣa* realmente existiram, e o primeiro destes dois viveu provavelmente no século X ou XI d.C. A palavra *Nātha* não é um sobrenome; significa "protetor" ou "mestre". Existe até hoje, na Índia, um grande grupo de *yogins* que pertence à tradição *Nātha*, iniciada por *Matsyendra* e *Gorakṣa*.

O autor comenta depois que o conhecimento do *Haṭha-Yoga* deve ser mantido secreto e deve ser ensinado por um *guru* – um mestre muito experiente, que não apenas conhece as práticas, mas também sabe se são adequadas ou não para cada pessoa. O texto indica também que esse tipo de *Yoga* deve ser praticado em um local isolado, em uma pequena cabana, e que o praticante deve evitar a companhia de outras pessoas. Ou seja: o *Haṭha-Yoga* era uma tradição esotérica e exigia, para sua prática, que a pessoa se afastasse da família e do resto da sociedade.

Percebe-se facilmente que esse manual de *Haṭha-Yoga* não foi escrito para pessoas como nós – e nem mesmo para indianos casados, com família, exercendo alguma profissão. O método exposto por *Svātmārāma* e pelos outros autores do *Haṭha-Yoga* tradicional foi desenvolvido para ser praticado por *yogins* e *yoginīs* que não têm interesse pelos objetivos comuns dos demais seres humanos e querem se transformar rapidamente, por meio de práticas intensas, difíceis e até mesmo perigosas – especialmente as de *prāṇāyāma*, como o próprio texto adverte.

Depois, a *Haṭha-Yoga-Pradīpikā* descreve uma série de posturas (*āsanas*), informando que esse é o primeiro membro (*aṅga*) do *Haṭha-Yoga*. Os objetivos principais dos *āsanas* seriam conseguir uma postura firme (para a realização de outras práticas), saúde e leveza do corpo. Primeiro, a obra descreve rapidamente um grupo de 11 *āsanas* e depois apresenta outros quatro que considera os mais importantes: *siddhāsana*, *padmāsana*, *siṁhāsana* e *bhadrāsana*. É importante mencionar que a descrição de alguns dos *āsanas* inclui instruções sobre respiração e outros aspectos da prática, que devem acompanhar a postura propriamente dita. O autor também se refere aos efeitos físicos e espirituais de algumas delas.

Como, atualmente, o *Yoga* ensinado nas academias é constituído principalmente por séries de posturas, pode parecer natural encontrar nesse texto antigo uma descrição de diversos *āsanas*. No entanto, dentro da tradição indiana mais antiga, a ideia de *Yoga* não tinha muita relação com posturas específicas. O *Yoga-Sūtra* de *Patañjali*, por exemplo, apenas explica que a postura deve ser firme e confortável – adequada para que a pessoa possa se dedicar a outras práticas sem que o corpo incomode. Durante o primeiro milênio da era cristã foram sendo descritos diversos *āsanas* capazes de produzir efeitos específicos e essa tradição se consolidou no *Yoga* estruturado por *Gorakṣa* e seus seguidores.

O primeiro capítulo da *Haṭha-Yoga-Pradīpikā* termina com uma série de instruções sobre a alimentação que o *yogin* deve escolher e sobre cuidados que deve tomar (como evitar viagens), especialmente no início de seu treinamento. O autor enfatiza também a importância do esforço e da prática para obter sucesso no *Haṭha-Yoga*.

É importante perceber que as recomendações sobre alimentação do *yogin* ou da *yoginī* não podem ser interpretadas sob o ponto de vista dos conhecimentos nutricionais ocidentais modernos e também que não são recomendações *para todas as pessoas*, mas apenas para aqueles que estão se dedicando intensamente às vigorosas práticas do *Haṭha-Yoga* tradicional. O objetivo dessa alimentação específica é, por um lado, equilibrar os humores corporais e proteger o organismo de efeitos colaterais perigosos dos exercícios realizados (especialmente os de *prāṇāyāma*) e, por outro lado, facilitar a transformação espiritual do praticante. Essas e outras indicações da obra são baseadas especialmente na medicina tradicional indiana – o *Āyurveda*.

2 Segundo capítulo (*dvitīyopadeśa*): purificação (*nāḍīśodhana, ṣaṭkarmaṇi*), controle da respiração e sua retenção (*prāṇāyāma*), amarra (bandha)

O segundo capítulo começa se referindo à importância das práticas de controle da respiração (*prāṇāyāma*) para obter o controle mental e atingir o estado de *samādhi*. Explica que, para isso, é necessário realizar a purificação dos canais energéticos (*nāḍīs*) por onde se move a energia vital (*prāṇa*). O autor não esclarece o significado desses e de outros conceitos importantes, porque eles já eram bem conhecidos na época. Para compreender a *Haṭha-Yoga-Pradīpikā*, é preciso ter familiaridade com as concepções da época a respeito da estrutura do ser humano. Uma parte dessa base teórica provém da antiga medicina indiana, o *Āyurveda*; outra parte, da filosofia *Sāṅkhya*; outros elementos, do *Tantra*.

A primeira das práticas de *prāṇāyāma* ensinadas na *Haṭha-Yoga-Pradīpikā*, chamada *nāḍīśodhana*, parece bastante simples. Trata-se de uma respiração alternada pelas duas narinas, fazendo retenções cada vez mais longas. A prática deve ir sendo aumentada gradualmente, de modo cuidadoso, "como se treinam leões, elefantes e tigres", para que a pessoa não fique doente ou morra. É necessário utilizar uma dieta especial, com leite e manteiga. Esse exercício, depois de praticado intensamente durante três meses, produz efeitos fisiológicos e também uma transformação da estrutura sutil e energética do *yogin*, removendo as impurezas das *nāḍīs* e permitindo que ele ouça um som especial, chamado *nāda*, que tem um papel muito importante no *Haṭha-Yoga*.

No entanto, para conseguir esses efeitos, algumas pessoas precisam primeiramente realizar outros seis tipos de purificações físicas (*ṣaṭkarmaṇi*), indicadas para as que possuem excesso de gordura ou de fleuma (*śleṣma*). Aqui também aparecem alguns conceitos do *Āyurveda* que serão explicados posteriormente. Os seis tipos de purificações físicas apresentadas na *Haṭha-Yoga-Pradīpikā* referem-se a diversas partes do corpo: estômago, ânus, nariz, olhos, intestino e crânio. Note-se que não são exercícios recomendados para todas as pessoas, sendo totalmente dispensáveis pela maior parte dos *yogins*.

Depois dessa preparação através de *nāḍīśodhana* e/ou *ṣaṭkarmaṇi*, o *yogin* está preparado para técnicas mais avançadas de *prāṇāyāma*. Para compreendê-los, é necessário conhecer os vários tipos de forças vitais (*prāṇa*, *apāna* etc.), bem como as estruturas sutis (canais e centros energéticos associados ao *prāṇa*) existentes no corpo humano, como a *suṣumṇā*. *Prāṇāyāma* não é uma simples atividade de respiração, é muito mais do que isso. Envolve o controle e a ativação de estruturas e poderes internos do ser humano que não têm correspondentes na ciência ocidental, como a *kuṇḍalinī*. Produz também efeitos mentais ou psíquicos, que são fundamentais para o *yogin*. *Prāṇāyāma* é uma das partes principais do *Haṭha-Yoga* tradicional indiano, sendo considerada mais fundamental do que as posturas.

Os diversos exercícios de *prāṇāyāma* possuem fases de retenção (*kumbhaka*), em que são realizadas certas contrações internas do corpo, chamadas "amarras" (*bandha*). Este segundo capítulo da *Haṭha-Yoga-Pradīpikā* apresenta as três principais (*jālandhara-bandha*, *mūla-bandha* e *uḍḍiyāna-banda*) e oito tipos de *prāṇāyāma*, descrevendo seus efeitos.

A prática continuada desses exercícios acaba levando o *yogin* à capacidade de realizar a "retenção livre" (*kevala-kumbhaka*), na qual não ocorrem mais a inspiração e a expiração. Quando isso é conseguido, a mente se estabiliza, o canal (*nāḍī*) central (a *suṣumṇā*) fica livre de impurezas, o poder interno (*kuṇḍalinī*) é despertado, a energia sexual é controlada, e o som especial mencionado anteriormente (*nāda*) se manifesta, permitindo que a pessoa atinja o *Rāja-Yoga*.

3 Terceiro capítulo (*tṛtīyopadeśa*): *kuṇḍalinī*, os poderes (*siddhi*) e os tampamentos (*mudrās*)

Como já foi mencionado, o *Haṭha-Yoga* assume a existência, dentro do ser humano, de uma estrutura sutil que não tem equivalente na fisiologia ocidental. De acordo com a tradição indiana, existe um grande número de canais (*nāḍīs*) em nosso corpo, que são percorridos pelos diversos tipos de forças vitais (*prāṇas*), bem como algumas estruturas especiais, chamadas *cakras* (palavra que significa literalmente "roda") e simbolizadas por flores de lótus (*padma*). Essa estrutura deve ser purificada, ativada e transformada dentro do *yogin* através de uma série de práticas, como as de *prāṇāyāma*, que despertam o poder primordial (a *kuṇḍalinī*) dentro do corpo humano. Durante o processo de transformação do *yogin*, a *kuṇḍalinī* sobe pela principal *nāḍī* (a *suṣumṇā*) e perfura certos nós (*granthas*) que obstruem sua passagem.

O terceiro capítulo da *Haṭha-Yoga-Pradīpikā* explica um novo tipo de prática para realizar esse processo, chamado *mudrā* (uma palavra que, no contexto da *Haṭha-Yoga*, significa "tampamento"). São exercícios internos, que incluem *prāṇāyāma* e amarras (*bandhas*). As *mudrās* são práticas muito difíceis e poderosas, que devem ser mantidas secretas, de acordo com o autor da obra. São apresentadas dez delas, incluindo também explicações mais detalhadas dos três *bandhas* que já haviam sido mencionados. A mais importante é *Khecarī-mudrā*, cuja prática exige que o *yogin* estique sua língua e corte sua base.

As *mudrās* que utilizam partes internas do corpo (*kāya-mudrās*) do *Haṭha-Yoga* não devem ser confundidas com as *mudrās* executadas com as mãos (*hasta-mudrās*), que são muito utilizadas na dança indiana tradicional e em rituais tântricos. Apenas seus nomes são iguais.

Através das *mudrās* corporais, de acordo com a *Haṭha-Yoga-Pradīpikā*, o *yogin* adquire certos poderes sobrenaturais chamados *siddhis*, que incluem tornar-se invisível e voar. Obtém também a imortalidade, que é um dos objetivos do *Haṭha-Yoga* tradicional.

Grande parte das descrições de práticas avançadas, na *Haṭha-Yoga-Pradīpikā*, faz uso de uma linguagem simbólica especial, dificultando sua compreensão. São mencionados rios, montanhas, Sol e Lua dentro do corpo humano. Aparecem termos especiais obscuros, como *somarasa* – literalmente, o suco da Lua; e certas palavras, como *bindu* (que significa literalmente um ponto), têm múltiplos significados. Uma das interpretações de *bindu* é sêmen; e três dos tipos de *mudrā* possuem aspectos sexuais. No entanto, como regra geral, o *Haṭha-Yoga* recomenda abstinência sexual para o *yogin*.

4 Quarto capítulo (*caturthopadeśa*): *Laya-Yoga*, os vazios (*śūnya*), o som sutil (*nāda*), *samādhi*, libertação (*mokṣa*) e as etapas do *Yoga*

O último capítulo da *Haṭha-Yoga-Pradīpikā* apresenta muitos comentários teóricos e filosóficos, bem como novas práticas. Algumas delas estão associadas a uma abordagem específica, que o texto denomina *Laya-Yoga* (o *Yoga* da dissolução), cuja ênfase é a prática de exercícios internos, com pequeno esforço físico. Um exemplo é *Śambhavī-Mudrā*, que leva o *yogin* a ver todas as coisas à sua volta como manifestações de *Śiva*. Aparece nesse capítulo uma nova interpretação da *Khecarī-mudrā*, que não parece exigir o sacrifício físico descrito anteriormente. Há também menções importantes aos vazios (*śūnya*) ou espaços (*akāśa*) relacionados com essas práticas.

Porém, as principais práticas introduzidas neste capítulo são as que utilizam o som sutil, ou *nāda*. Trata-se, também, de exercícios de *Laya-Yoga*, cujo ensinamento o texto atribui a *Gorakṣa Nātha*. Esses sons sutis são ouvidos inicialmente quando o praticante tampa seus ouvidos e se concentra em seu próprio interior. Há uma série progressiva de práticas associadas ao *nāda*, que vai levando a estágios cada vez mais sutis e perfeitos do *yogin*.

Por meio dos exercícios mais avançados, a pessoa atinge o *Rāja-Yoga*, descrito nesta obra como correspondente ao *samādhi* – um tipo de estado alterado de consciência. O texto apresenta várias descrições simbólicas do *samādhi* e da pessoa que atingiu esse estado. Refere-se também à libertação espiritual ou *mokṣa*, que consiste em escapar ao ciclo de mortes e renascimentos (*saṁsāra*). A causa dos repetidos nascimentos, de acordo com a tradição indiana, é o resíduo das ações (*karman*), e, de acordo com a *Haṭha-Yoga-Pradīpikā*, isso pode ser destruído pelas várias práticas apresentadas, levando assim à libertação do *saṁsāra*.

Este capítulo final é repleto de alusões a conceitos filosóficos importantes, como os de *Brahman* (a Realidade Absoluta) e *ātman* (o Eu mais interno do ser humano)[2]. Refere-se também à mente (*manas, citta*) e ao órgão interno (*antaḥkaraṇa*) que é transformado pelas práticas. O som sutil (*nāda*) é apresentado como uma manifestação do Poder cósmico (*Śakti*). O próprio texto não esclarece o significado disso; trata-se de uma concepção do *Tantra*, especialmente do tantrismo *Śākta* (relacionado à Grande Deusa indiana)[3]. Há o uso já mencionado da linguagem simbólica; e neste capítulo são feitas referências à alquimia. Este é o capítulo mais difícil de compreender da *Haṭha-Yoga-Pradīpikā*, porém pode ser considerado o mais importante, pois apresenta algumas práticas extremamente poderosas e expõe os resultados atingidos por quem segue o caminho do *Haṭha-Yoga*.

5 Temas que não são abordados nesta obra

O resumo aqui apresentado mostra que a *Haṭha-Yoga-Pradīpikā* ensina diversas técnicas, como *āsanas* (posturas, acompanhadas de aspectos internos), *prāṇāyāma* (controle dos *prāṇas*), *bandhas* (amarras), *mudrās* (tampamentos), *ṣaṭkarmaṇi* (os seis tipos de purificações), práticas com o *nāda* (som sutil) e métodos de *samādhi*, entre outras. Trata-se de um conjunto impressionante de técnicas muito poderosas para a transformação do praticante – e que, como já se comentou, é muito diferente daquilo que se costuma praticar nas academias contemporâneas de *Haṭha-Yoga*. É importante, também, saber algumas das coisas de que a *Haṭha-Yoga-Pradīpikā* não trata.

Há diferentes tipos de *Yoga* que apresentam abordagens muito diferentes daquilo que o *Haṭha-Yoga* propõe; e, mesmo dentro do *Haṭha-Yoga* tradicional indiano, encontram-se outras obras que contêm práticas e conhecimentos teóricos diferentes. Alguns desses pontos serão esclarecidos.

Uma das exposições indianas mais conhecidas sobre *Yoga* é a *Bhagavad-Gītā*[4]. Ela é muito mais antiga do que a *Haṭha-Yoga-Pradīpikā* – foi escri-

---

2. Este é um tema apresentado de forma profunda nas *Upaniṣads*. Ver, por exemplo: MARTINS, Roberto de Andrade. *Muṇḍaka-Upaniṣad*: o conhecimento de Brahman e do Ātman. Raleigh: Lulu Press, 2015.

3. As pessoas interessadas no estudo da Grande Deusa da Índia (*Mahādevī* ou *Śakti*) podem consultar o livro: BIANCHINI, Flávia. *A grande deusa na Índia*: uma breve história. Curitiba: Prismas, 2016.

4. Consulte, por exemplo: MARTINS, Roberto de Andrade. *Bhagavad-Gītā, a canção divina*. São Paulo: PoloBooks; Shri Yoga Devi, 2015.

ta pelo menos mil anos antes. Embora mencione vários tipos de *Yoga*, a *Bhagavad-Gītā* não indica práticas semelhantes às do *Haṭha-Yoga*. O único objetivo do *Yoga* daquela obra é a libertação espiritual (*mokṣa*) do praticante; e os métodos principais são práticas de devoção a uma divindade (*Bhakti-Yoga*) e a transformação de todo o comportamento do *yogin*, que deve agir sem o objetivo de obter qualquer resultado prático (*Karma-Yoga*). Esses dois aspectos estão totalmente ausentes no *Haṭha-Yoga*. Observe-se que, embora a *Haṭha-Yoga-Pradīpikā* mencione duas divindades – *Śiva* e *Śakti* –, não existe qualquer aspecto devocional em suas práticas.

Outra obra sobre *Yoga* muito famosa é o *Yoga-Sūtra* de *Patañjali*. O *Yoga* de *Patañjali* é constituído por oito tipos de práticas. Seus dois primeiros membros (*aṅga*), chamados *yama* e *niyama*, apresentam certas proibições (como a não violência, *ahiṁsā*) e obrigações (como a devoção à divindade, *Īśvara-praṇidhāna*) que devem dirigir a vida do *yogin* ou da *yoginī*. Embora a *Haṭha-Yoga-Pradīpikā* mencione rapidamente os *yama* e *niyama*, não lhes dá qualquer importância – o que também ocorre em outros textos sobre *Haṭha-Yoga*. Os dois membros seguintes do *Yoga* de *Patañjali* são *āsana* e *prāṇāyāma*, que são centrais no *Haṭha-Yoga*; no entanto, no *Yoga-Sūtra*, são tratados de modo bastante superficial, sendo considerados apenas práticas que facilitam os processos internos, como a meditação.

As outras quatro práticas descritas por *Patañjali*, consideradas as mais importantes do seu método, são inversão dos sentidos (*pratyāhāra*), concentração (*dhāraṇā*), meditação (*dhyāna*) e união (*samādhi*). A *Haṭha-Yoga-Pradīpikā* trata do *samādhi* em muitos pontos e indica métodos para atingi-lo; mas praticamente não se refere aos outros três métodos. Há outros textos de *Haṭha-Yoga* em que eles são tratados, mas sem nunca ter a mesma importância de *āsana*, *prāṇāyama*, *mudrā* e *nāda*.

Algumas abordagens do *Yoga* fazem intenso uso da recitação de *mantras* – certas frases ou sons especiais cuja repetição produz efeitos importantes no *yogin*. Embora a *Haṭha-Yoga-Pradīpikā* chegue a mencionar a existência do *Mantra-Yoga*, não descreve práticas com o uso de *mantras* nem parece dar importância a essa abordagem. Há outros textos de *Haṭha-Yoga*, como as *Upaniṣads* do *Yoga*, que fazem uso de alguns *mantras*, especialmente o *Oṁ* e o *Haṁsa*. Os *mantras* são muito mais importantes (e até mesmo essenciais) no *Tantra-Yoga*.

Em praticamente todas as abordagens indianas do *Yoga*, dá-se grande importância a aspectos religiosos: a pessoa tem uma divindade pessoal (*Iṣṭa-devatā*) à qual se dedica, para quem faz preces e oferecimentos; e essa divindade auxilia a caminhada espiritual do *yogin* ou da *yoginī*. No *Haṭha-Yoga*, não há qualquer menção a esses aspectos: o *yogin* avança em sua trajetória espiritual pelo seu próprio esforço e com a ajuda do seu *guru*. Em contrapartida, o *Yoga* de *Patañjali* não indica a necessidade de um *guru* humano – mas menciona que a divindade, *Īśvara*, é um *guru* que auxiliou os antigos *yogins*.

Por fim, é importante mencionar que a *Haṭha-Yoga-Pradīpikā* é praticamente desprovida de explicações teóricas. Ela não foi escrita para pessoas como nós, mas para os indianos daquela época. Por isso, ela pressupõe que o leitor conhece muitos conceitos importantes, provenientes da tradição indiana anterior.

Uma parte dessa base teórica pressuposta pela *Haṭha-Yoga-Pradīpikā* provém das antigas *Upaniṣads* (do período anterior à era cristã), onde aparecem conceitos como os de *Brahman*, *ātman* e *mokṣa*. A teoria sobre os poderes da natureza (*guṇas*), sobre os cinco elementos, sobre os cinco órgãos dos sentidos e os órgãos internos do ser humano (como a mente, *manas*) utilizada na *Haṭha-Yoga-Pradīpikā* baseia-se principalmente na filosofia *Saṅkhya* – que é também de grande importância na *Bhagavad-Gītā* e no *Yoga-Sūtra*.[5] As ideias sobre os três humores corporais (*pitta*, *kapha* e *vāta*) e as doenças que seu desequilíbrio pode produzir, sobre as forças vitais (*prāṇa*) de vários tipos, sobre *kuṇḍalinī*, sobre os *cakras* e canais energéticos (*nāḍīs*), bem como outros aspectos da fisiologia sutil, provêm tanto das *Upaniṣads* antigas quanto da medicina tradicional indiana (*Āyurveda*) e do *Tantra*. A concepção de produção de um corpo imortal provém principalmente do *Āyurveda* e da alquimia indiana (*Rasāyana*), que proporciona também vários outros conceitos e analogias utilizados na obra. A teoria do *nāda* tem suas bases fundamentais nas *Upaniṣads* antigas, e foi expandida em textos tântricos e nas *Yoga-Upaniṣads*. Enfim, há muitos conceitos que a *Haṭha-Yoga-Pradīpikā* não esclarece, provenientes não apenas dessas outras tradições como também de outras correntes espirituais, incluindo o Budismo e o Jainismo.

Evidentemente, a *Haṭha-Yoga-Pradīpikā* também se baseia em outras obras sobre *Yoga* anteriores. Ela reproduz muitos versos do *Gorakṣa-Śataka* ou *Gorakṣa-Paddhati* – uma obra atribuída ao próprio *Gorakṣa-Nātha*. Algumas dessas fontes são conhecidas; outras certamente foram perdidas.

---

5. Sobre as relações entre *Sāṅkhya* e *Yoga* ver, por exemplo: MARTINS, Roberto de Andrade. *O Yoga tradicional de Patañjali*. São Paulo: PoloBooks; Shri Yoga Devi, 2015.

6 Esta tradução da *Haṭha-Yoga-Pradīpikā*

A *Haṭha-Yoga-Pradīpikā* é conhecida no ocidente desde o final do século XIX. Foi traduzida para o inglês por *Śrīnivāsa Iyangār* (ou *Jayangār*) em 1893 e para o alemão, no mesmo ano, por Herman Walter. Uma das traduções para o inglês mais conhecida (de domínio público) é a que foi publicada em 1915 por *Pañcam Sinh*. Essas traduções antigas foram reeditadas diversas vezes.

Em 1957, Hans Ulrich Rieker fez uma nova tradução da *Haṭha-Yoga-Pradīpikā* para o alemão e, em 1974, apareceu a primeira tradução para o francês, por Tara Michaël. Dois anos depois, foi publicada a primeira tradução para o espanhol, por Susana González del Solar. Swami Muktibodhananda Saraswati publicou outra tradução comentada para o inglês em 1985, a qual foi vertida para o francês por Anne-Marie Mourot em 1991. Há diversas outras traduções recentes, para vários idiomas (principalmente para o inglês).

A presente versão é a primeira tradução do texto realizada diretamente do sânscrito para o português e acompanhada de comentários detalhados. Há traduções em português disponíveis na internet, mas que foram feitas a partir de versões em inglês ou espanhol. Iniciei o trabalho de tradução dessa obra várias décadas atrás – inicialmente, como um mero estudo pessoal do texto, comparando o original sânscrito com as várias traduções indicadas anteriormente. Há poucos anos, retomei o texto, refazendo totalmente minha tradução, para utilizá-la em um curso de formação de professores de *Yoga*, que minha esposa Flávia Bianchini e eu organizamos pela primeira vez na Paraíba. Penso que esses professores têm o dever de adquirir um conhecimento sólido sobre a tradição dos vários tipos de *Yoga*; e que isso só pode ser feito pelo estudo detalhado dos mais antigos textos indianos sobre o assunto.

Quando as obras tradicionais indianas descrevem os *āsanas*, é difícil ter certeza sobre como eram essas posturas. Assim, desenhos antigos de *āsanas* são muito úteis para se tentar compreender como elas eram entendidas e ensinadas antigamente. Na presente tradução da *Haṭha-Yoga-Pradīpikā*, utilizei figuras de um manuscrito anônimo ilustrado, do século XIX ou anterior, que foram publicadas em 1907 por Richard Schmidt em seu livro *Fakire und Fakirtum in alten und modernen Indien*, estando livres de direitos autorais. Mesmo com o auxílio dessas imagens, no entanto, algumas das práticas são difíceis de interpretar.

A leitura de uma obra como a *Haṭha-Yoga-Pradīpikā* apresenta enormes dificuldades para um leitor ocidental da atualidade. Para facilitar sua compreensão, adicionei um grande número de comentários e esclarecimentos, de minha autoria, baseados em meu conhecimento pessoal (teórico e prático) e em diversas obras que consultei.

Mesmo com esses comentários, não se pode considerar que esse texto constitua uma leitura fácil. Quero, por isso, apresentar uma sugestão sobre o modo de ler este livro. Ao enfrentar o estudo de obras difíceis e cujo conteúdo era novo para mim, sempre procurei fazer uma primeira leitura completa, do início ao fim, sem parar para esclarecer os pontos obscuros. Depois de uma pausa de algumas semanas ou meses, é conveniente retomar a leitura, parando para refletir e consultar outras obras com a finalidade de esclarecer alguns pontos – mas sem a expectativa de compreender *tudo*. Aos poucos, depois de anos e da leitura de muitas outras obras diferentes, os pontos obscuros revelarão seus segredos e a *Haṭha-Yoga-Pradīpikā* se transformará para você em um manual esclarecedor e cheio de riquezas.

Capítulo 1

॥ १ ॥ प्रथमोपदेश:

prathamopadeśaḥ

1.1 A tradição do HAṬHA-YOGA

HYP.I.1. Reverência ao Venerável Mestre Primordial [ŚIVA], aquele que ensinou a sabedoria [VIDYĀ] do HAṬHA-YOGA, que é como uma escada para quem deseja atingir o cume do RĀJA-YOGA.

श्री-आदि-नाथाय नमोऽस्तु तस्मै
येनोपदिष्टा हठ-योग-विद्या ।
विभ्राजते प्रोन्नत-राज-योगम्
आरोढुमिच्छोरधिरोहिणीव ॥ १-१ ॥

śrī-ādi-nāthāya namo'stu tasmai
yenopadiṣṭā haṭha-yoga-vidyā |
vibhrājate pronnata-rāja-yogam
āroḍhum icchor adhirohiṇīva || HYP.I.1 ||

COMENTÁRIO: O Mestre Primordial (ĀDINĀTHA) do Yoga é o próprio DEVA ŚIVA. ŚIVA é a "porta" para atingir o RĀJA-YOGA, ou seja, o "YOGA dos reis", "YOGA régio" ou "YOGA nobre", cujo objetivo é a libertação (MOKṢA ou KAIVALYA) e que utiliza como principal técnica a prática de SAMĀDHI. A palavra HAṬHA significa força, esforço; mas o nome HAṬHA-YOGA é muitas vezes explicado pelos comentadores como significando "união do Sol com a Lua".

HYP.I.2. Após saudar o Venerável GURU, o Mestre [NĀTHA], o YOGIN SVĀTMĀRĀMA expõe a sabedoria [VIDYĀ] HAṬHA com o fim de atingir a libertação do RĀJA-YOGA.

प्रणम्य श्री-गुरुं नाथं स्वात्मारामेण योगिना ।
केवलं राज-योगाय हठ-विद्योपदिश्यते ॥ १-२ ॥

praṇamya śrī-guruṃ nāthaṃ svātmārāmeṇa yoginā |
kevalaṃ rāja-yogāya haṭha-vidyopadiśyate || HYP.I.2 ||

COMENTÁRIO: A indicação de que o único fim do HAṬHA é o RĀJA é enfatizada pelos comentadores, que dizem que isso exclui das finalidades da prática do HAṬHA qualquer outro objetivo, como a obtenção das "perfeições" ou dos poderes extraordinários [SIDDHIs]*. Isso explica a comparação entre o HAṬHA e uma escada (**HYP.I.1**), pois a escada não deve ser vista como uma finalidade em si mesma, mas apenas um instrumento auxiliar para alcançar outro nível.

HYP.I.3. Para os que ignoram o RĀJA-YOGA, extraviados que vagueiam nas trevas de opiniões conflitantes, SVĀTMĀRĀMA, em sua compaixão, oferece esta luz [PRADĪPIKĀ] do HAṬHA.

भ्रान्त्या बहुमत-ध्वान्ते राज-योगमजानताम् ।
हठ-प्रदीपिकां धत्ते स्वात्मारामः कृपाकरः ॥ १-३ ॥

bhrāntyā bahumata-dhvānte rāja-yogam ajānatām |
haṭha-pradīpikāṃ dhatte svātmārāmaḥ kṛpākaraḥ || HYP.I.3 ||

COMENTÁRIO: PRADĪPIKĀ quer dizer "pequena lâmpada" ou lamparina. Adotamos aqui a tradução "luz", por ser algo que ilumina o discípulo sobre a natureza do HAṬHA-YOGA.

HYP.I.4. MATSYENDRA, GORAKṢA e os outros [desta linhagem] conheceram a sabedoria HAṬHA. O YOGIN SVĀTMĀRĀMA a aprendeu pela graça deles.

हठ-विद्यां हि मत्स्येन्द्र-गोरक्षाद्या विजानते ।
स्वात्मारामोऽथवा योगी जानीते तत्-प्रसादतः ॥ १-४ ॥

haṭha-vidyāṃ hi matsyendra-gorakṣādyā vijānate |
svātmārāmo'thavā yogī jānīte tat-prasādataḥ || HYP.I.4 ||

COMENTÁRIO: Na tradição indiana, todos os conhecimentos sagrados são transmitidos diretamente de mestre a discípulo, isto é, através de uma

*. O plural das palavras, em sânscrito, obedece a regras muito complicadas (semelhantes às do latim). Para indicar o plural de termos em sânscrito, nesta tradução, será adicionada uma terminação igual à do plural em português (-s). (N.T.)

linhagem de sábios (SAMPRADĀYA), começando sempre por uma divindade ou por um grande sábio. Aquilo que não é transmitido por uma linhagem desse tipo é considerado, geralmente, como desprovido de autoridade. Existe, em princípio, a possibilidade de que o Mestre Original comunique os conhecimentos sagrados diretamente a uma pessoa que não teve outro mestre, humano. Muitos ocidentais possuem essa pretensão, sobre a qual deve ser mantida respeitosa dúvida.

HYP.I.5. ŚRĪ-ĀDINĀTHA [ŚIVA], MATSYENDRA, ŚĀVARA, ĀNANDA--BHAIRAVĀ, CAURAṄGĪ, MĪNA, GORAKṢA, VIRŪPĀKṢA, BILEŚAYĀ;

HYP.I.6. MANTHĀNA, YOGIN BHAIRAVA, SIDDHI BUDDHA; KANTHAḌI, KORAṂṬAKA, SURĀNANDA, SIDDHAPĀDA, CARPAṬI;

HYP.I.7. KĀNERĪ, PŪJYAPĀDA, NITYANĀTHA, NIRAÑJANA; KAPĀLĪ, BINDUNĀTHA, KĀKA-CAṆḌĪŚVARĀ;

HYP.I.8. ALLĀMA, PRABHUDEVA, GHOḌĀ, COLĪ, ṬIṂṬIṆI, BHĀNUKĪ, NĀRADEVA, KHAṆḌA, KĀPĀLIKA;

HYP.I.9. Estes e outros dotados de grande perfeição [MAHĀSIDDHĀs], pelo poder do HAṬHA-YOGA, romperam o bastão do tempo e vagueiam pelo universo.

श्री-आदिनाथ-मत्स्येन्द्र-शावरानन्द-भैरवाः ।
चौरङ्गी-मीन-गोरक्ष-विरूपाक्ष-बिलेशयाः ॥ १-५ ॥
मन्थानो भैरवो योगी सिद्धिर्बुद्धश्च कन्थडिः ।
कोरंटकः सुरानन्दः सिद्धपादश्च चर्पटिः ॥ १-६ ॥
कानेरी पूज्यपादश्च नित्य-नाथो निरञ्जनः ।
कपाली बिन्दुनाथश्च काकचण्डीश्वराह्वयः ॥ १-७ ॥
अल्लामः प्रभुदेवश्च घोडा चोली च टिंटिणिः ।
भानुकी नारदेवश्च खण्डः कापालिकस्तथा ॥ १-८ ॥
इत्यादयो महासिद्धा हठ-योग-प्रभावतः ।
खण्डयित्वा काल-दण्डं ब्रह्माण्डे विचरन्ति ते ॥ १-९ ॥

śrī-ādinātha-matsyendra-śāvarānanda-bhairavāḥ |
cauraṅgī-mīna-gorakṣa-virūpākṣa-bileśayāḥ || HYP.I.5 ||
manthāno bhairavo yogī siddhir buddhaś ca kanthaḍiḥ |
koraṃṭakaḥ surānandaḥ siddhapādaś ca carpaṭiḥ || HYP.I.6 ||
kānerī pūjyapādaś ca nitya-nātho nirañjanaḥ |
kapālī bindunāthaś ca kākacaṇḍīśvarāhvayaḥ || HYP.I.7 ||

allāmaḥ prabhudevaś ca ghoḍā colī ca ṭiṃṭiṇiḥ |
bhānukī nāradevaś ca khaṇḍaḥ kāpālikas tathā || HYP.I.8 ||
ity ādayo mahāsiddhā haṭha-yoga-prabhāvataḥ |
khaṇḍayitvā kāla-daṇḍaṃ brahmāṇḍe vicaranti te || HYP.I.9 ||

COMENTÁRIO: Esta é a linhagem dos grandes mestres, pela qual veio o conhecimento transmitido por SVĀTMĀRĀMA. O primeiro mestre da linhagem é a divindade ŚIVA. MATSYENDRA (talvez do século X d.C.) teria sido o primeiro mestre humano desta tradição, tendo aprendido a sabedoria do YOGA com o próprio ŚIVA. O mestre GORAKṢA (ou seja, GORAKṢANĀTHA), discípulo de MATSYENDRA, foi um famoso transmissor do HAṬHA-YOGA, autor de vários textos. Supõe-se que ele viveu aproximadamente no século XI da era cristã. A expressão "romperam o bastão do tempo" costuma ser entendida como "libertaram-se da morte".

1.2 Condições para a prática

HYP.I.10. Como uma cabana que protege do Sol, o HAṬHA é um abrigo para o ardor dos ascetismos [TĀPAS]. Para os que se devotam ao YOGA, o HAṬHA é como a tartaruga que sustenta o mundo.

अशेष-ताप-तप्तानां समाश्रय-मठो हठः ।
अशेष-योग-युक्तानामाधार-कमठो हठः ॥ १-१० ॥

aśeṣa-tāpa-taptānāṃ samāśraya-maṭho haṭhaḥ |
aśeṣa-yoga-yuktānām ādhāra-kamaṭho haṭhaḥ || HYP.I.10 ||

COMENTÁRIO: O texto utiliza a palavra TĀPAS para indicar sofrimentos. TĀPAS significa, mais comumente, ascetismo. Os comentários, no entanto, afirmam que o texto se refere a três tipos de sofrimento [DUḤKHA-TRAYA] que são: (1) ĀDHYĀTMIKA: o sofrimento pessoal, criado pela própria pessoa, que se origina no corpo (doenças ou sofrimentos físicos) ou no espírito (como desejos, aversões, temores); (2) ĀDHIBHAUTIKA: a dor causada pelos outros seres, sejam seres humanos, animais (como tigres, insetos e serpentes) ou objetos inanimados (pedras, fogo); (3) ĀDHIDAIVIKA: sofrimento produzido pelas forças superiores (clima, influências planetárias, seres espirituais).

HYP.I.11. O YOGIN que deseja atingir a perfeição [SIDDHI] deve manter a sabedoria do HAṬHA como estritamente secreta. Quando é guardada em segredo, ela é poderosa, mas, se for divulgada, ela perde sua força.

हठ-विद्या परं गोप्या योगिना सिद्धिमिच्छता ।
भवेद्वीर्यवती गुप्ता निर्वीर्या तु प्रकाशिता ॥ १-११ ॥

haṭha-vidyā paraṃ gopyā yoginā siddhim icchatā |
bhaved vīryavatī guptā nirvīryā tu prakāśitā || HYP.I.11 ||

COMENTÁRIO: Utilizou-se nesta tradução a grafia original YOGIN (que é pronunciada "yôguin") e não yogi ou yogue, que são versões ocidentalizadas da palavra. A palavra SIDDHI pode se referir às "perfeições" ou poderes sobrenaturais, mas aqui parece indicar a perfeição espiritual. Apenas algumas pessoas estão preparadas para a prática do HAṬHA-YOGA. Por isso, sua divulgação indiscriminada somente produz resultados negativos tanto para os que o divulgam quanto para os que recebem esse ensinamento. Quando o HAṬHA-YOGA é divulgado sem sabedoria, ele se torna inadequado e, em vez de benefícios e libertação, produzirá malefícios (doenças, desajustes de personalidade) e vai manter as pessoas no ciclo dos renascimentos.

HYP.I.12. O praticante [YOGIN] do HAṬHA deve se estabelecer em uma região bem governada, onde as leis [DHARMA] sejam respeitadas e as doações de alimentos sejam abundantes, em um lugar solitário, protegido contra toda perturbação, e praticar dentro de uma pequena cabana [MAṬHA] com a dimensão de um arco, livre de pedras, de fogo e de água.

सुराज्ये धार्मिके देशे सुभिक्षे निरुपद्रवे ।
धनुः प्रमाण-पर्यन्तं शिलाग्नि-जल-वर्जिते ।
एकान्ते मठिका-मध्ये स्थातव्यं हठ-योगिना ॥ १-१२ ॥

surājye dhārmike deśe subhikṣe nirupadrave |
dhanuḥ pramāṇa-paryantaṃ śilāgni-jala-varjite |
ekānte maṭhikā-madhye sthātavyaṃ haṭha-yoginā || HYP.I.12 ||

COMENTÁRIO: Esta regra sobre moradia se aplica ao YOGIN que se dedica de forma intensa à prática do YOGA, sem qualquer outra atividade, durante meses ou anos, para atingir sua transformação espiritual. Em uma região em que as leis sagradas são desrespeitadas, não existe ambiente adequado para a busca da sabedoria. O YOGIN vive dos alimentos que lhe são dados quando sai pelas ruas mendigando, e, se o alimento lhe for negado, isso prejudicará sua saúde e sua prática. Os exercícios devem ser feitos em um pequeno abrigo, com dimensões de um arco, que significa quatro braças (sendo um braço medido desde o cotovelo até a extremidade do dedo médio da mão). Esse abrigo deve ser vazio, não deve conter nem mesmo o fogo sagrado, presente em todas as residências dos BRĀHMAṆAs e que era utilizado em todos os rituais sagrados. A ausência de fogo indica que o YOGIN se afastou das práticas realizadas nos lares, pois já não pertence ao mundo social.

HYP.I.13. A cabana deve ter uma pequena porta e nenhuma janela. Deve ser nivelada e não deve ter rachaduras. Não deve ser nem muito alta nem muito baixa. Deve ser coberta com esterco de vaca. Deve ser muito limpa e sem qualquer inseto. O exterior deve ser agradável, com uma varanda aberta [MAṆḌAPA], uma plataforma suspensa e um poço. O conjunto deve ser cercado por um muro. Tais são as características de um abrigo de YOGA descrito pelos SIDDHAs experientes em HAṬHA.

अल्प-द्वारमरन्ध्र-गर्त-विवरं नात्युच्च-नीचायतं
सम्यग्-गोमय-सान्द्र-लिप्तममलं निःशेस-जन्तूज्झितम् ।
बाह्ये मण्डप-वेदि-कूप-रुचिरं प्राकार-संवेष्टितं
प्रोक्तं योग-मठस्य लक्षणमिदं सिद्धैर्हठाभ्यासिभिः ॥ १-१३ ॥

alpa-dvāram arandhra-garta-vivaraṃ nātyucca-nīcāyataṃ
samyag-gomaya-sāndra-liptam amalaṃ niḥśesa-jantūjjhitam |
bāhye maṇḍapa-vedi-kūpa-ruciraṃ prākāra-saṃveṣṭitaṃ
proktaṃ yoga-maṭhasya lakṣaṇam idaṃ siddhair haṭhābhyāsibhiḥ
|| HYP.I.13 ||

COMENTÁRIO: Dentro do abrigo onde o YOGIN vai viver e praticar YOGA intensivamente não há distrações: não há janelas ou frestas por onde possam entrar raios de luz. O esterco fresco de vaca deve ser aplicado todos os dias e depois varrido, quando ficar seco. Ele se destina a purificar o ambiente e afastar os insetos. Sabe-se atualmente que o esterco fresco tem propriedades antissépticas. A varanda fora do abrigo serve para o repouso e outras práticas. Alguns comentadores indicam que deve ser cercada por flores. A YOGATATTVA-UPANIṢAD (32-35) fornece uma descrição semelhante do abrigo do YOGIN, adicionando que o chão deve ser bem varrido e borrifado com urina de vaca ou suco de limão para eliminar todos os insetos. Deve-se também, segundo esse texto, queimar incenso e assentar-se sobre uma pele de antílope ou uma esteira de palha para realizar as posturas.

HYP.I.14. Colocando-se nessa cabana, e livre de todas as preocupações, ele deve praticar constantemente o YOGA, segundo o caminho ensinado por seu GURU.

एवं विधे मठे स्थित्वा सर्व-चिन्ता-विवर्जितः ।
गुरूपदिष्ट-मार्गेण योगमेव समभ्यसेत् ॥ १-१४ ॥

evaṃ vidhe maṭhe sthitvā sarva-cintā-vivarjitaḥ |
gurūpadiṣṭa-mārgeṇa yogam eva samabhyaset || HYP.I.14 ||

COMENTÁRIO: Não é o praticante que escolhe livremente o que vai fazer. Ele precisa de um guia – o GURU – que lhe diga quais as práticas que deve seguir, de cada vez. O guia o instrui sobre o modo correto de fazer cada prática e acompanha o treinamento, corrigindo falhas e introduzindo novos exercícios, quando necessário. O GURU é uma pessoa com grande experiência, que conhece o YOGA não apenas por estudos teóricos, mas por já ter praticado tudo o que ensina, sabendo assim aquilo que não está nos textos e podendo orientar de forma adequada os discípulos. Durante essa fase de dedicação intensa, o YOGIN não pode ter outras preocupações – ou seja, ele está totalmente afastado de qualquer outra atividade ou vínculo.

HYP.I.15. O YOGA é destruído por seis obstáculos: excesso de alimento, esforço excessivo, ficar conversando, observância de votos especiais, companhia de pessoas e instabilidade.

अत्याहारः प्रयासश्च प्रजल्पो नियमाग्रहः ।
जन-सङ्गश्च लौल्यं च षड्भिर्योगो विनश्यति ॥ १-१५ ॥

atyāhāraḥ prayāsaś ca prajalpo niyamāgrahaḥ |
jana-saṅgaś ca laulyaṃ ca ṣaḍbhir yogo vinaśyati || HYP.I.15 ||

COMENTÁRIO: Durante a prática intensiva do HAṬHA-YOGA, o discípulo precisa evitar esses obstáculos, que interrompem o avanço. O excesso de alimentos [ATYĀHĀRA], assim como também o jejum, são prejudiciais porque quebram o equilíbrio orgânico. Os esforços excessivos [PRAYĀSA] produzem esgotamento. Conversar ou ficar na companhia de outras pessoas produz distração. Os votos que devem ser evitados são envolvimentos religiosos que obrigam a pessoa a se banhar todas as manhãs em água fria, jejuar, realizar o culto do fogo e outras práticas ascéticas. Instabilidade é a falta de continuidade da prática, pela dispersão, preguiça, dúvida, doença etc. Há textos que indicam outros obstáculos. Segundo a YOGATATTVA-UPANIṢAD (31), além da preguiça e das más companhias, outros problemas seriam a prática da magia, o desejo de riquezas e de mulheres. "Essas são apenas miragens mundanas; tomar consciência disso é uma libertação para o YOGIN".

HYP.I.16. O YOGA tem sucesso graças a seis fatores: dedicação, bravura, perseverança, conhecimento da realidade, fé e isolamento das companhias.

उत्साहात्साहसाद्धैर्यात्तत्त्व-ज्ञानाश्च निश्चयात् ।
जन-सङ्ग-परित्यागात्षड्भिर्योगः प्रसिद्ध्यति ॥ १-१६ ॥

utsāhāt sāhasād dhairyāt tattva-jñānāś ca niścayāt |
jana-saṅga-parityāgāt ṣaḍbhir yogaḥ prasiddhyati || HYP.I.16 ||

COMENTÁRIO: Dedicação [UTSĀHA] significa empregar-se com energia e entusiasmo, firmemente, à prática. Bravura ou audácia [SĀHASA] é a impetuosidade que faz com que o praticante se lance totalmente, sem pensar, no YOGA. Perseverança [DHAIRYA] é a constância e paciência que permite continuar no esforço sem desanimar nunca. Conhecimento da realidade [TATTVAJÑĀNA] é perceber a distinção entre o que é ilusório e a realidade última, que é BRAHMAN. Fé [NIŚCAYA] é uma confiança inabalável nos ensinamentos do GURU e das escrituras. Isolamento das companhias [JANA-SAṄGA-PARITYĀGA] significa afastar-se de todos os que distraem da prática do YOGA.

HYP.I.17. Agora as proibições [YAMAs] e obrigações [NIYAMAs]. As dez proibições [YAMAs] são: não violência [AHIṀSĀ], autenticidade [SATYAM], não roubar [ASTEYA], seguir as normas de um discípulo [BRAHMACARYA], paciência [KṢAMĀ], firmeza [DHṚTI], ter compaixão

[DAYA], indiferença [ARJAVA], moderação na comida [MITĀHĀRA], pureza [ŚAUCA].

अथ यम-नियमाः
अहिंसा सत्यमस्तेयं ब्रह्मचर्यं क्षमा धृतिः ।
दयार्जवं मिताहारः शौचं चैव यमा दश ॥ १-१७ ॥

atha yama-niyamāḥ
ahiṃsā satyam asteyaṃ brahmacaryaṃ kṣamā dhṛtiḥ |
dayārjavaṃ mitāhāraḥ śaucaṃ caiva yamā daśa || HYP.I.17 ||

HYP.I.18. Segundo os experientes na tradição do YOGA, as dez obrigações [NIYAMAs] são ascetismo [TAPAS], contentamento [SANTOṢA], crença correta [ĀSTIKYA], caridade [DĀNA], adoração da divindade [ĪŚVARA-PŪJANA], escutar as palavras da sabedoria suprema [SIDDHĀNTA-VĀKYA-ŚRAVAṆA], respeito [HRĪḤ], compreensão correta [MATĪ], repetição de MANTRAS [JAPA] e rituais [HUTA].

तपः सन्तोष आस्तिक्यं दानमीश्वर-पूजनम् ।
सिद्धान्त-वाक्य-श्रवणं ह्रीमती च तपो हुतम् ।
नियमा दश सम्प्रोक्ता योग-शास्त्र-विशारदैः ॥ १-१८ ॥

tapaḥ santoṣa āstikyaṃ dānam īśvara-pūjanam |
siddhānta-vākya-śravaṇaṃ hrīmatī ca japo hutam |
niyamā daśa samproktā yoga-śāstra-viśāradaiḥ || HYP.I.18 ||

COMENTÁRIO: O YOGA-SŪTRA de PATAÑJALI menciona apenas cinco YAMAs e cinco NIYAMAs, mas listas com dez YAMAs e dez NIYAMAs aparecem também em outros textos. Esses dois parágrafos não aparecem em algumas versões da HAṬHA-YOGA-PRADĪPIKĀ. São considerados trechos inseridos posteriormente. São semelhantes às indicações de dois parágrafos da ŚĀṆḌILYA-UPANIṢAD (I.1-2). Provavelmente, foram inseridos aqui para tornar mais completa a exposição, pois tradicionalmente as proibições e obrigações aparecem antes das posturas e do controle da respiração.

1.3 Posturas ou ĀSANAs

HYP.I.19. Agora as posturas [ĀSANAs]. O primeiro membro do HAṬHA é constituído pelas posturas [ĀSANAs], e por isso elas são descritas primeiro. Os ĀSANAs produzem firmeza, livram das doenças e proporcionam leveza física.

अथ आसनम्
हठस्य प्रथमाङ्गत्वादासनं पूर्वमुच्यते ।
कुर्यात्तदासनं स्थैर्यमारोग्यं चाङ्ग-लाघवम् ॥ १-१९ ॥

atha āsanam
haṭhasya prathamāṅgatvād āsanaṃ pūrvam ucyate |
kuryāt tad āsanaṃ sthairyam ārogyaṃ cāṅga-lāghavam || HYP.I.19 ||

COMENTÁRIO: Note-se que aqui os ĀSANAs são descritos como o *primeiro membro* deste tipo de YOGA e, portanto, YAMA e NIYAMA parecem não ser parte essencial do HAṬHA. Isso reforça a suspeita de que os dois parágrafos anteriores não faziam parte do texto original. A prática das posturas (ĀSANAs) produz firmeza ou estabilidade (STHAIRYA) do corpo e do espírito, controlando a agitação comum; produz a libertação das doenças (ĀROGYA); e produz uma leveza física (AṄGA-LĀGHAVA) que permite superar a inércia, a preguiça e o torpor. Dessa forma, a prática das posturas elimina alguns dos obstáculos ao progresso do YOGA.

HYP.I.20. Vou descrever alguns dos ĀSANAs adotados por pensadores [MUNIs] como VASIṢṬHA e por YOGINs como MATSYENDRA.

वशिष्ठाद्यैश्च मुनिभिर्मत्स्येन्द्राद्यैश्च योगिभिः ।
अङ्गीकृतान्यासनानि कथ्यन्ते कानिचिन्मया ॥ १-२० ॥

vaśiṣṭhādyaiś ca munibhir matsyendrādyaiś ca yogibhiḥ |
aṅgīkṛtāny āsanāni kathyante kānicin mayā || HYP.I.20 ||

COMENTÁRIO: O MUNI é o pensador ou sábio, aquele que usa principalmente seus órgãos intelectuais. VASIṢṬHA é o nome de um vidente [ṚṢI] vêdico e também o personagem da obra YOGA-VASIṢṬHA. Tanto os que praticam os YOGA externos quanto os religiosos que se dedicam à meditação utilizam as posturas.

HYP.I.21. Chama-se SVASTIKA quando se colocam ambas as solas dos pés entre a coxa e a barriga da perna [da perna oposta], assentando-se equilibrado e com o corpo reto.

जानूर्वोरन्तरे सम्यक्कृत्वा पाद-तले उभे ।
ऋजु-कायः समासीनः स्वस्तिकं तत्प्रचक्षते ॥ १-२१ ॥

jānūrvor antare samyak kṛtvā pāda-tale ubhe |
ṛju-kāyaḥ samāsīnaḥ svastikaṃ tat pracakṣate || HYP.I.21 ||

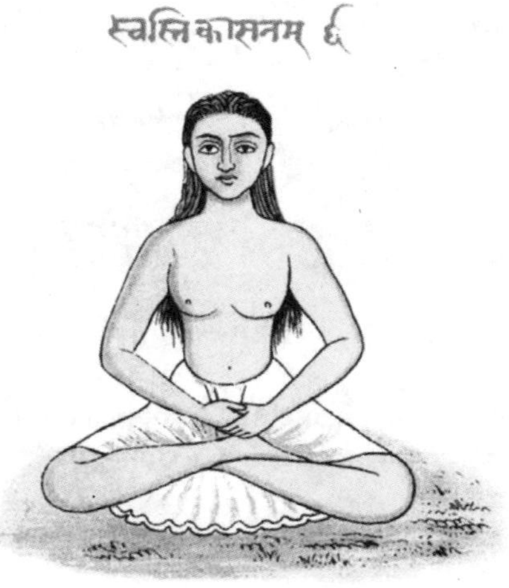

SVASTIKĀSANA

COMENTÁRIO: SVASTIKA é o nome de um sinal em forma de cruz, que na Índia era considerado muito bom, mas depois virou o símbolo do nazismo. SVASTIKĀSANA significa o ĀSANA do cruzamento, já que as pernas fazem um X nessa postura. Também se explica o nome como postura auspiciosa, pois SU+ASTI significa bem-estar ou ter boa sorte. É um ĀSANA fácil, porém de grande importância.

HYP.I.22. Coloque o calcanhar direito sob a nádega esquerda e o esquerdo sob a direita. Isso é a postura da vaca [GOMUKHĀSANA], que se assemelha ao rosto de uma vaca.

सव्ये दक्षिण-गुल्कं तु पृष्ठ-पार्श्वे नियोजयेत् ।
दक्षिणेऽपि तथा सव्यं गोमुखं गोमुखाकृतिः ॥ १-२२ ॥

savye dakṣiṇa-gulphaṃ tu pṛṣṭha-pārśve niyojayet |
dakṣiṇe'pi tathā savyaṃ gomukhaṃ gomukhākṛtiḥ || HYP.I.22 ||

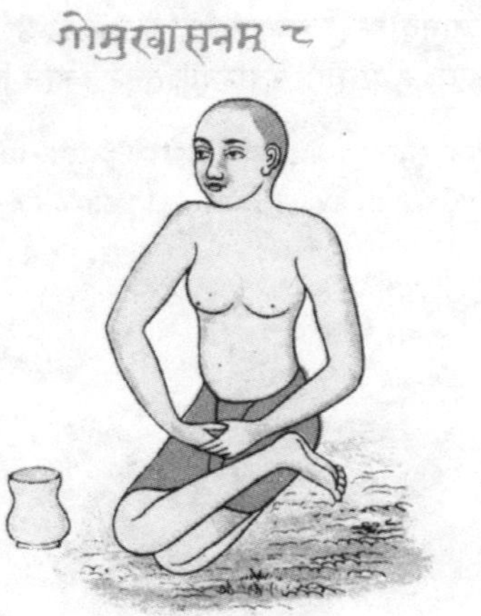

GOMUKHĀSANA

HYP.I.23. Coloque um pé firmemente sobre a coxa oposta e o outro pé na coxa oposta. Isso é chamado postura do herói [VĪRĀSANA].

एकं पादं तथैकस्मिन्विन्यसेदुरुणि स्थिरम् ।
इतरस्मिंस्तथा चोरुं वीरासनमितीरितम् ॥ १-२३ ॥

ekaṃ pādaṃ tathaikasmin vinyased uruṇi sthiram |
itarasmiṃs tathā coruṃ vīrāsanam itīritam || HYP.I.23 ||

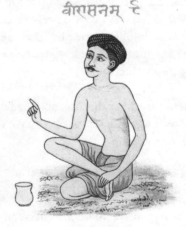

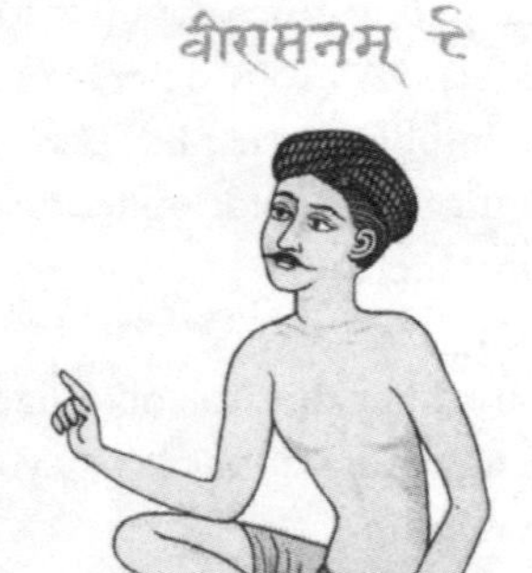

VĪRĀSANA

COMENTÁRIO: Em outros textos tradicionais de YOGA, o nome VĪRĀSANA é dado a qualquer postura em que se coloca um dos pés sobre a coxa oposta; o outro pé poderia ficar ao lado do corpo.

HYP.I.24. Assente-se cuidadosamente e pressione o ânus com os dois calcanhares em direções opostas [cruzados]. Essa é a postura da tartaruga [KŪRMĀSANA], de acordo com os conhecedores do Yoga.

गुदं निरुध्य गुल्फाभ्यां व्युत्क्रमेण समाहितः ।
कूर्मासनं भवेदेतदिति योग-विदो विदुः ॥ १-२४ ॥

gudaṃ nirudhya gulphābhyāṃ vyutkrameṇa samāhitaḥ |
kūrmāsanaṃ bhaved etad iti yoga-vido viduḥ || HYP.I.24 ||

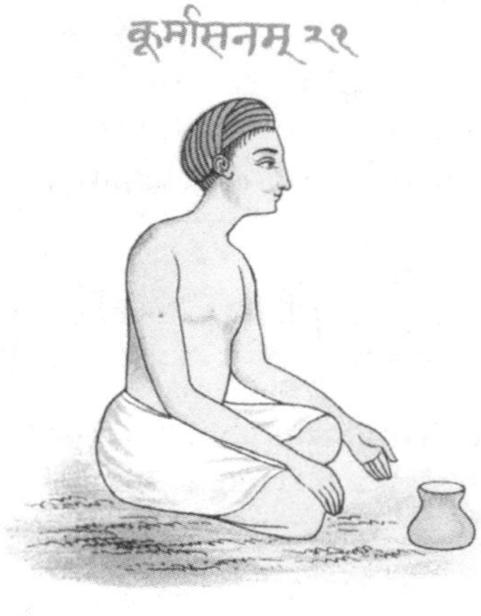

KŪRMĀSANA

COMENTÁRIO: Em outros textos, esta postura é chamada YOGĀSANA.

HYP.I.25. Adotando a postura do lótus [PADMĀSANA], enfie as duas mãos entre as coxas e barrigas das pernas. Coloque as mãos firmemente sobre o solo e eleve-se no ar. Essa é a postura do galo [KUKKUṬĀSANA].

पद्मासनं तु संस्थाप्य जानूर्वोरन्तरे करौ ।
निवेश्य भूमौ संस्थाप्य व्योमस्थं कुक्कुटासनम् ॥ १-२५ ॥

padmāsanaṃ tu saṃsthāpya jānūrvor antare karau |
niveśya bhūmau saṃsthāpya vyomasthaṃ kukkuṭāsanam || HYP.I.25 ||

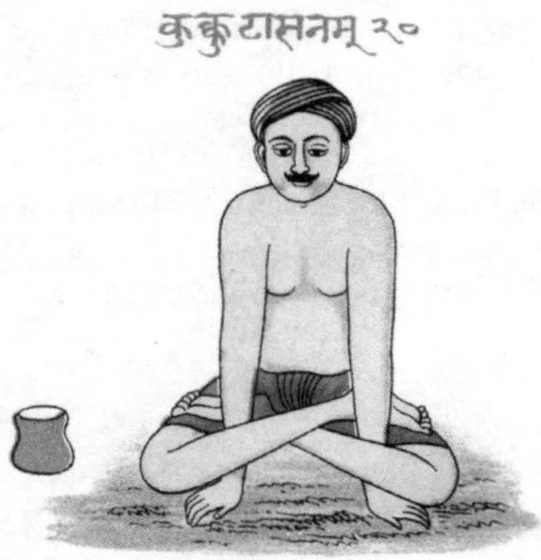

KUKKUṬĀSANA

HYP.I.26. Adotando a postura do galo [KUKKUṬĀSANA], coloque as duas mãos na nuca e deite-se como uma tartaruga virada de costas [com a barriga para cima]. Essa é a postura da tartaruga invertida [UTTĀNA-KŪRMĀSANA].

कुक्कुटासन-बन्ध-स्थो दोर्भ्यां सम्बद्य कन्धराम् ।
भवेद्कूर्मवदुत्तान एतदुत्तान-कूर्मकम् ॥ १-२६ ॥

kukkuṭāsana-bandha-stho dorbhyāṃ sambadya kandharām |
bhaved kūrmavad uttāna etad uttāna-kūrmakam || HYP.I.26 ||

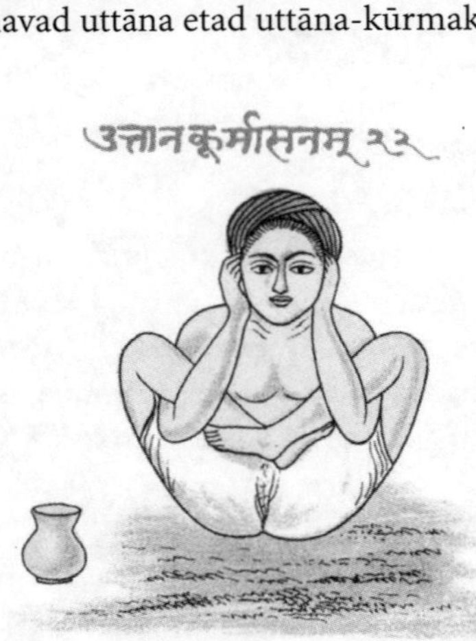

UTTĀNA-KŪRMĀSANA

COMENTÁRIO: Quando essa mesma postura é adotada na posição assentada e não deitada, chama-se postura do feto [GARBHĀSANA].

HYP.I.27. Segure os grandes artelhos com as mãos e puxe até a orelha como se estivesse esticando um arco. Eis a postura do arco [DHANURĀSANA].

पादाङ्गुष्ठौ तु पाणिभ्यां गृहीत्वा श्रवणावधि ।
धनुराकर्षणं कुर्याद्धनुर्-आसनमुच्यते ॥ १-२७ ॥

pādāṅguṣṭhau tu pāṇibhyāṃ gṛhītvā śravaṇāvadhi |
dhanur ākarṣaṇaṃ kuryād dhanur-āsanam ucyate || HYP.I.27 ||

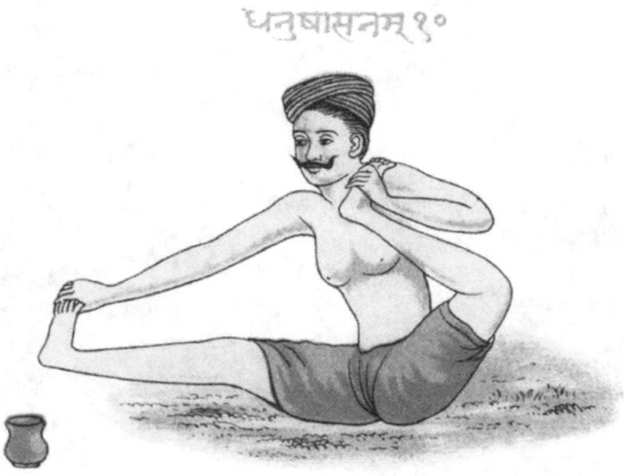

DHANURĀSANA

COMENTÁRIO: Existem duas interpretações para essa descrição. Em uma delas, pode-se supor que o praticante se deita de bruços e puxa os dois pés, por trás, até a cabeça. Essa é a interpretação do GHERAṆḌA-SAṂHITĀ. Outra interpretação é a de que uma das pernas (a direita) é mantida estendida para frente e a outra é puxada, pela frente, até que o pé toque a orelha. Essa outra interpretação da postura recebe também o nome de ĀKARṆA-DHANURĀSANA.

HYP.I.28. Coloque o pé direito na base da coxa esquerda e o pé esquerdo no lado externo do joelho direito. Segure os pés passando os braços por trás e permaneça com o corpo virado para o outro lado. Este é o ĀSANA ensinado por ŚRĪ MATSYANĀTHA [MATSYENDRA].

वामोरु-मूलार्पित-दक्ष-पादं
जानोर्बहिर्वेष्टित-वाम-पादम् ।
प्रगृह्य तिष्ठेत्परिवर्तिताङ्गः
श्री-मत्स्यनाथोदितमासनं स्यात् ॥ १-२८ ॥

vāmoru-mūlārpita-dakṣa-pādaṃ
jānor bahir veṣṭita-vāma-pādam |
pragṛhya tiṣṭhet parivartitāṅgaḥ
śrī-matysanāthoditam āsanaṃ syāt || HYP.I.28 ||

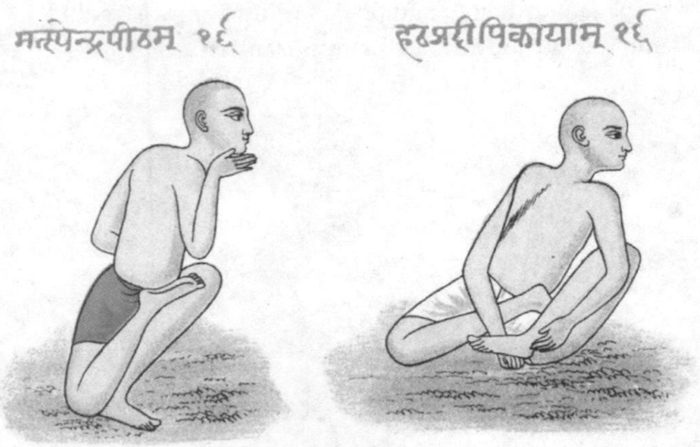

MATSYENDRĀSANA

HYP.I.29. Esta postura de MATSYENDRA [MATSYENDRĀSANA] estimula o fogo digestivo [PITTA] e é uma arma que destrói todas as doenças mortais. Sua prática repetida desperta a KUṆḌALINĪ e interrompe o derramamento da Lua.

मत्स्येन्द्र-पीठं जठर-प्रदीप्तिं
प्रचण्ड-रुग्मण्डल-खण्डनास्त्रम् ।
अभ्यासतः कुण्डलिनी-प्रबोधं
चन्द्र-स्थिरत्वं च ददाति पुंसाम् ॥ १-२९ ॥

matsyendra-pīṭhaṃ jaṭhara-pradīptiṃ
pracaṇḍa-rug maṇḍala-khaṇḍanāstram |
abhyāsataḥ kuṇḍalinī-prabodhaṃ
candra-sthiratvaṃ ca dadāti puṃsām || HYP.I.29 ||

COMENTÁRIO: O fogo digestivo ou PITTA é considerado uma energia corporal de grande importância. É um dos três princípios corporais (DOṢAs) do ĀYURVEDA; os outros são VĀTA e KAPPHA. Quando estão desequilibrados, produzem doenças. KUṆḌALINĪ é a energia fundamental [ĀDHĀRA-ŚAKTI], que fica normalmente "adormecida" na base do tronco. A Lua [CANDRA], no HAṬHA-YOGA, é a região acima do céu da boca, ou palato. Dessa região, segundo a doutrina do HAṬHA-YOGA, escoa-se continuamente o néctar lunar, que é engolido e destruído pelo fogo digestivo. Esse escoamento torna o homem mortal. Pela postura de MATSYENDRA, a Lua se estabiliza ou imobiliza e cessa a perda do néctar lunar.

HYP.I.30. Estique as duas pernas no chão, como bastões, e, segurando os grandes artelhos, coloque a testa sobre os joelhos e permaneça nessa posição. Eis a postura extensão dorsal [PAŚCIMAṬĀNA].

प्रसार्य पादौ भुवि दण्ड-रूपौ
दोर्भ्यां पदाग्र-द्वितयं गृहीत्वा ।
जानूपरिन्यस्त-ललाट-देशो
वसेदिदं पश्चिमतानमाहुः ॥ १-३० ॥

prasārya pādau bhuvi daṇḍa-rūpau
dorbhyāṃ padāgra-dvitayaṃ gṛhītvā |
jānūparinyasta-lalāṭa-deśo
vased idaṃ paścimatānam āhuḥ || HYP.I.30 ||

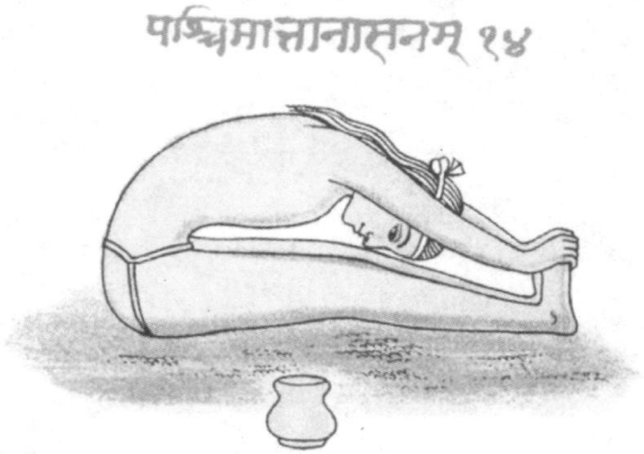

PAŚCIMĀTTĀNĀSANA

COMENTÁRIO: Essa postura se chama também PAŚCIMOTTĀNA (na GHERAṆḌA-SAṂHITĀ) ou UGRĀSANA (postura violenta ou poderosa) na ŚIVA-SAṀHITĀ.

HYP.I.31. Esta postura excelente PAŚCIMATĀNA faz o alento vital [VĀTA ou PRĀṆA] correr para trás do corpo, estimula o fogo gástrico, reduz a obesidade e remove todas as doenças humanas.

इति पश्चिमतानमासनाग्र्यं
पवनं पश्चिम-वाहिनं करोति ।
उदयं जठरानलस्य कुर्याद्
उदरे कार्श्यमरोगतां च पुंसाम् ॥ १-३१ ॥

iti paścimatānam āsanāgryaṃ
pavanaṃ paścima-vāhinaṃ karoti |
udayaṃ jaṭharānalasya kuryād
udare kārśyam arogatāṃ ca puṃsām || HYP.I.31 ||

COMENTÁRIO: Existem diversos tipos de alentos vitais. Eles podem ser chamados genericamente de PRĀṆA ou VĀTA (vento). O canal posterior [ṢUSUMNĀ-NĀḌĪ] é um conduto de forças vitais no qual existem normalmente bloqueios que impedem o livre movimento do PRĀṆA. Forçar o PRĀṆA através desse canal é de grande importância para o desenvolvimento do YOGIN, daí a importância dessa postura.

HYP.I.32. Apoie as duas mãos firmemente no solo e equilibre seu corpo elevado no ar, como um bastão, mantendo os cotovelos em cada lado do umbigo. Essa é a postura do pavão [MĀYŪRA].

धरामवष्टभ्य कर-द्वयेन
तत्-कूर्पर-स्थापित-नाभि-पार्श्वः ।
उच्चासनो दण्डवदुत्थितः खे
मायूरमेतत्प्रवदन्ति पीठम् ॥ १-३२ ॥

dharām avaṣṭabhya kara-dvayena
tat-kūrpara-sthāpita-nābhi-pārśvaḥ |
uccāsano daṇḍavad utthitaḥ khe
māyūram etat pravadanti pīṭham || HYP.I.32 ||

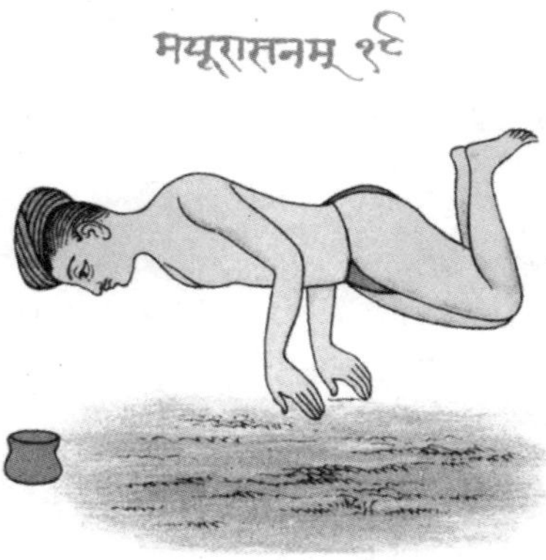

MĀYŪRĀSANA

COMENTÁRIO: O corpo todo deve ficar horizontal, suspenso, com os pés e a cabeça no mesmo nível que o resto do corpo.

HYP.I.33. Essa postura MĀYŪRA elimina rapidamente todas as doenças, como a dilatação do baço [GULMA] e a hidropisia [UDARA], e supera o desequilíbrio dos humores [DOṢAs]. Ela transforma em cinzas todo alimento inadequado, ativa o fogo vital e digere até o veneno KĀLAKŪṬA.

हरति सकल-रोगानाशु गुल्मोदरादीन्
अभिभवति च दोषानासनं श्री-मयूरम् ।
बहु कदशन-भुक्तं भस्म कुर्यादशेषं
जनयति जठराग्निं जारयेत्काल-कूटम् ॥ १-३३ ॥

harati sakala-rogān āśu gulmodarādīn
abhibhavati ca doṣān āsanaṃ śrī-mayūram |
bahu kadaśana-bhuktaṃ bhasma kuryād aśeṣaṃ
janayati jaṭharāgniṃ jārayet kāla-kūṭam || HYP.I.33 ||

COMENTÁRIO: De acordo com o pensamento médico indiano tradicional (ĀYURVEDA), existem três fluidos ou humores corporais (DOṢAs) importantes: VĀTA, o vento; PITTA, a bílis; e KAPHA, a fleugma ou catarro. O equilíbrio desses humores é essencial para a saúde. Uma fonte de doenças é a alimentação incorreta (em excesso, de tipo inadequado, ou estragada). A ativação do fogo vital permite digerir mesmo esses alimentos. O veneno KĀLAKŪṬA (também chamado HĀLĀHALA) aparece na mitologia indiana, no episódio em que os deuses e os demônios agitam o oceano primordial. Esse veneno foi a primeira coisa que brotou do oceano. Para que ele não destruísse o universo, ŚIVA o bebeu e segurou em sua garganta, pois nem mesmo ele seria capaz de sobreviver se o engolisse.

HYP.I.34. Deitar-se sobre as costas no chão como um cadáver [ŚAVA]; chama-se postura do cadáver [ŚAVĀSANA]. Essa postura elimina o cansaço e induz o repouso da mente [CITTA].

उत्तानं शबवद्भूमौ शयनं तच्छवासनम् ।
शवासनं श्रान्ति-हरं चित्त-विश्रान्ति-कारकम् ॥ १-३४ ॥

uttānaṃ śabavad bhūmau śayanaṃ tac chavāsanam |
śavāsanaṃ śrānti-haraṃ citta-viśrānti-kārakam || HYP.I.34 ||

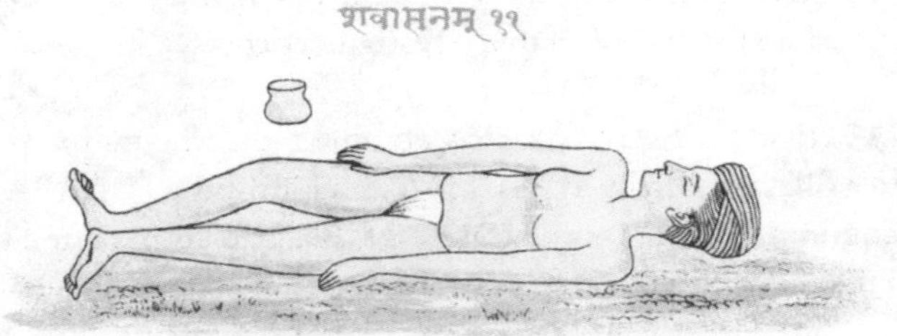

ŚAVĀSANA

COMENTÁRIO: Essa postura é também chamada "postura da morte" [MṚTĀSANA], na GHERAṆḌA-SAṂHITĀ. Ela é utilizada para eliminar a tensão e o cansaço produzidos pelas outras posturas.

1.4 Posturas mais importantes

HYP.I.35. ŚIVA ensinou 84 posturas. Dessas, eu descreverei quatro que são as essenciais.

चतुरशीत्यासनानि शिवेन कथितानि च ।
तेभ्यश्चतुष्कमादाय सारभूतं ब्रवीम्यहम् ॥ १-३५ ॥

caturaśīty āsanāni śivena kathitāni ca |
tebhyaś catuṣkam ādāya sārabhūtaṃ bravīmy aham || HYP.I.35 ||

COMENTÁRIO: Esse número de 84 posturas é apenas simbólico. A soma das posturas descritas nos textos indianos antigos ultrapassa 84. Esse número, segundo a explicação de alguns textos, estaria associado ao número de espécies de seres vivos (que seriam 84 centenas de milhares). Haveria uma postura associada a cada espécie de ser vivo, mas ŚIVA teria selecionado e ensinado apenas 84 posturas. Serão explicadas a seguir quatro delas, que são SIDDHĀSANA, PADMĀSANA, SIṂHĀSANA, BHADRĀSANA.

HYP.I.36. Essas quatro são a perfeita [SIDDHA], a do lótus [PADMA], a do leão [SIṂHA], e a benéfica [BHADRA]. Dessas, a mais confortável, que é a postura perfeita [SIDDHĀSANA], deve ser praticada sempre.

सिद्धं पद्मं तथा सिंहं भद्रं वेति चतुष्टयम् ।
श्रेष्ठं तत्रापि च सुखे तिष्ठेत्सिद्धासने सदा ॥ १-३६ ॥

siddhaṃ padmaṃ tathā siṃhaṃ bhadraṃ veti catuṣṭayam |
śreṣṭhaṃ tatrāpi ca sukhe tiṣṭhet siddhāsane sadā || HYP.I.36 ||

COMENTÁRIO: A mesma lista de posturas mais importantes aparece na YOGATATTVA-UPANIṢAD (28-29) e na DHYĀNABINDU-UPANIṢAD (43). Outros textos indicam listas diferentes de posturas mais importantes. A ŚIVA-SAṂHIṬĀ considera como mais importantes: SIDDHĀSANA, PADMĀSANA, UGRĀSANA e SVASTIKĀSANA. Outro texto, o GORAKṢA-ŚATAKA, indica apenas duas posturas mais importantes: SIDDHĀSANA e PADMĀSANA, que todas as autoridades reconhecem como duas das mais importantes, sendo SIDDHĀSANA a preferida.

HYP.I.37. Eis aqui SIDDHĀSANA. Aplique um calcanhar sob o períneo e coloque o outro pé acima do pênis. Aperte o queixo contra o peito. Mantenha-se reto, controlando seus sentidos e fixe a visão no ponto entre as sobrancelhas. Isso se chama postura perfeita [SIDDHĀSANA], que abre os portais da libertação [MOKṢA].

अथ सिद्धासनम्
योनि-स्थानकमङ्घ्रि-मूल-घटितं कृत्वा दृढं विन्यसेत्
मेण्ढ्रे पादमथैकमेव हृदये कृत्वा हनुं सुस्थिरम् ।
स्थाणुः संयमितेन्द्रियोऽचल-दृशा पश्येद्भ्रुवोरन्तरं
ह्येतन्मोक्ष-कपाट-भेद-जनकं सिद्धासनं प्रोच्यते ॥ १-३७ ॥

atha siddhāsanam
yoni-sthānakam aṅghri-mūla-ghaṭitaṃ kṛtvā dṛḍhaṃ vinyaset
meṇḍhre pādam athaikam eva hṛdaye kṛtvā hanuṃ susthiram |
sthāṇuḥ saṃyamitendriyo'cala-dṛśā paśyed bhruvor antaraṃ
hy etan mokṣa-kapāṭa-bheda-janakaṃ siddhāsanaṃ procyate || HYP.I.37 ||

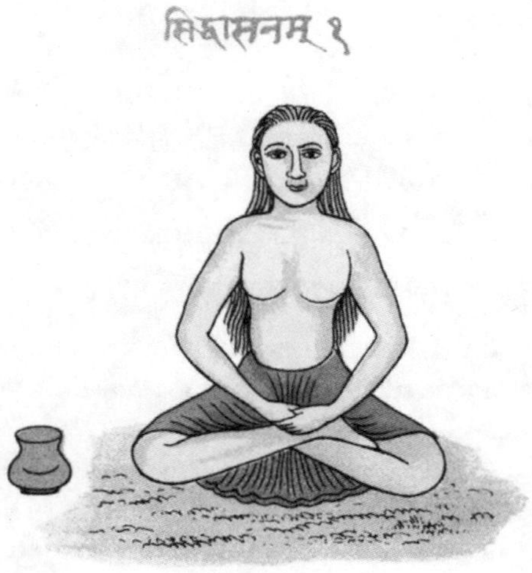

SIDDHĀSANA

COMENTÁRIO: De acordo com os comentadores tradicionais, o praticante deve se assentar sobre o pé esquerdo, com o calcanhar na região do períneo [YONI-STHĀNA], ou seja, entre o órgão sexual e o ânus. YONI é o órgão sexual feminino (útero, vagina, vulva), representando também de forma genérica qualquer fonte de origem ou de nascimento, ou também um receptáculo ou moradia. A palavra YONI pode também representar a parte do corpo que inclui o ânus e os órgãos genitais do homem ou da mulher, indiferentemente. Mais adiante, o texto se refere ao pênis porque, tradicionalmente, apenas os homens praticavam HAṬHA-YOGA. Muitas traduções modernas falam em órgão sexual, de um modo geral, para não haver discriminação de gênero. A respeito da região entre as sobrancelhas, encontra-se o seguinte comentário na DHYĀNABINDU-UPANIṢAD (40): "No meio da testa, entre as sobrancelhas, na base do nariz, está a moradia da imortalidade [AMṚTA-STHĀNA], onde reside BRAHMAN".

HYP.I.38. Quando se coloca o calcanhar esquerdo sobre o pênis e o calcanhar direito sobre o esquerdo, isso também é SIDDHĀSANA.

मेण्ढ्रादुपरि विन्यस्य सव्यं गुल्फं तथोपरि ।
गुल्फान्तरं च निक्षिप्य सिद्धासनमिदं भवेत् ॥ १-३८ ॥

meṇḍhrād upari vinyasya savyaṃ gulphaṃ tathopari |
gulphāntaraṃ ca nikṣipya siddhāsanam idaṃ bhavet || HYP.I.38 ||

COMENTÁRIO: A primeira forma de SIDDHĀSANA foi ensinada por MATSYENDRA. A segunda forma é preferida por outros YOGINs. É também chamada de postura oculta [GUPTĀSANA].

HYP.I.39. Alguns chamam isso de postura perfeita [SIDDHĀSANA]; outros a conhecem como postura do diamante ou do raio [VAJRĀSANA], postura liberta [MUKTĀSANA] ou postura oculta [GUPTĀSANA].

एतत्सिद्धासनं प्राहुरन्ये वज्रासनं विदुः ।
मुक्तासनं वदन्त्येके प्राहुर्गुप्तासनं परे ॥ १-३९ ॥

etat siddhāsanaṃ prāhur anye vajrāsanaṃ viduḥ |
muktāsanaṃ vadanty eke prāhur guptāsanaṃ pare || HYP.I.39 ||

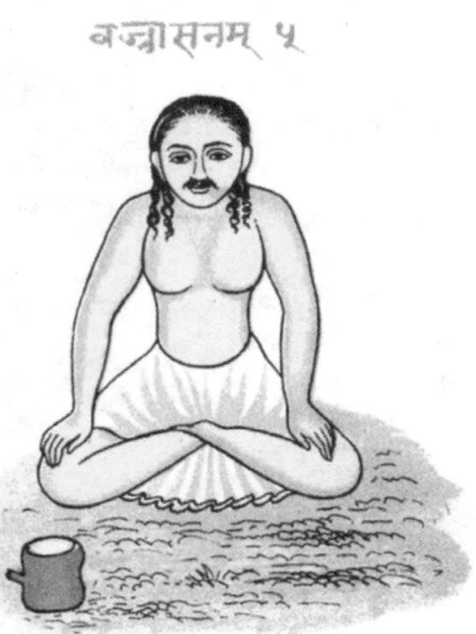

VAJRĀSANA

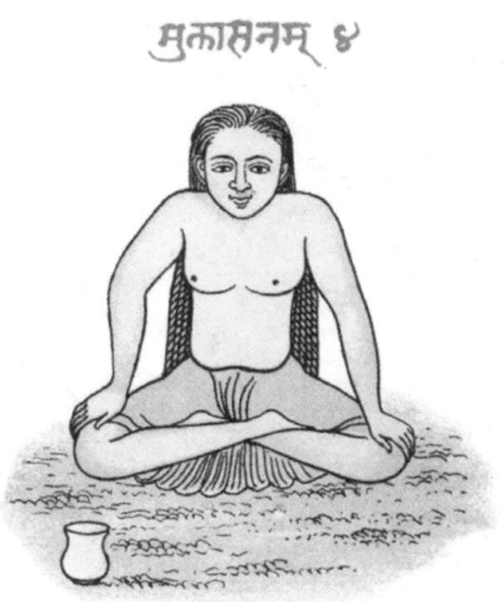

MUKTĀSANA

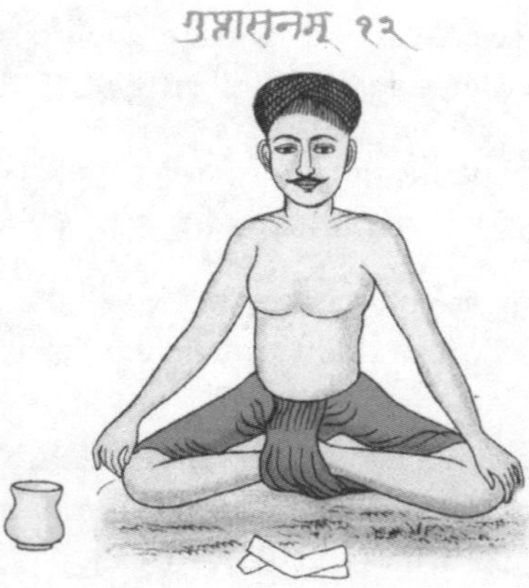

GUPTĀSANA

COMENTÁRIO: Há algumas distinções entre essas posturas, conforme outros textos. VAJRĀSANA seria uma postura semelhante a SIDDHĀSANA, mas com o calcanhar direito sob o períneo e o pé esquerdo sobre o pênis. MUKTĀSANA seria uma postura em que o praticante cruza os pés sob o corpo, depois se assenta sobre eles, com um dos calcanhares aplicado contra o períneo. Nesse caso, o nome significaria que o órgão sexual fica livre, solto (e não pressionado, como nos casos anteriores). GUPTĀSANA é a variante de SIDDHĀSANA que foi descrita na HYP.I.38. O nome "postura oculta" significaria que o órgão sexual fica oculto, nessa posição.

HYP.I.40. Assim como entre as proibições [YAMAs] a mais importante é a dieta moderada [MITĀHĀRA], e entre as obrigações [NIYAMAs] a mais importante é não praticar violência [AHIṂSĀ], da mesma forma os perfeitos [SIDDHAs] consideram a postura perfeita [SIDDHĀSANA] como a principal entre todas as posturas.

यमेष्विव मिताहारमहिंसा नियमेष्विव ।
मुख्यं सर्वासनेष्वेकं सिद्धाः सिद्धासनं विदुः ॥ १-४० ॥

yameṣv iva mitāhāram ahiṃsā niyameṣv iva |
mukhyaṃ sarvāsaneṣv ekaṃ siddhāḥ siddhāsanaṃ viduḥ || HYP.I.40 ||

COMENTÁRIO: Na HYP.I.17-18, em que é apresentada uma lista de obrigações e proibições, não praticar violência figura entre as proibições [YAMAs]. Há várias tradições diferentes e conflitantes sobre o que está incluído em cada grupo de normas. Na YOGATATTVA-UPANIṢAD (26-27), encontra-se um trecho semelhante ao traduzido aqui: "Das dez probições [YAMAs], o mais importante é abster-se de alimentação muito rica; do mesmo modo, a mais importante das dez obrigações [NIYAMAs] é não praticar violência."

HYP.I.41. Das 84 posturas, deve-se sempre praticar a perfeita [SIDDHA]. Ela purifica os 72 mil canais [NĀḌĪs] de toda impureza.

चतुरशीति-पीठेषु सिद्धमेव सदाभ्यसेत् ।
द्वासप्तति-सहस्राणां नाडीनां मल-शोधनम् ॥ १-४१ ॥

caturaśīti-pīṭheṣu siddham eva sadābhyaset |
dvāsaptati-sahasrāṇāṃ nāḍīnāṃ mala-śodhanam || HYP.I.41 ||

COMENTÁRIO: Os 72 mil (ou, segundo outros textos, 350 mil) canais [NĀḌĪs] conduzem a força vital ou PRĀṆA. Não possuem relação com nervos, vasos sanguíneos e outras estruturas da fisiologia ocidental. Foram descritos pelos YOGINs a partir de suas experiências internas (vivências obtidas na meditação) e não a partir de dissecações. A purificação desses canais é essencial para o desenvolvimento do YOGIN. De acordo com o texto, praticar SIDDHĀSANA ajuda nesse processo.

HYP.I.42. O YOGIN que medita sobre o ĀTMAN e segue uma dieta moderada atinge a realização final [NIṢPATTI] se praticar SIDDHĀSANA continuamente durante 12 anos.

आत्म-ध्यायी मिताहारी यावद्द्वादश-वत्सरम् ।
सदा सिद्धासनाभ्यासाद्योगी निष्पत्तिमाप्नुयात् ॥ १-४२ ॥

ātma-dhyāyī mitāhārī yāvad dvādaśa-vatsaram |
sadā siddhāsanābhyāsād yogī niṣpattim āpnuyāt || HYP.I.42 ||

COMENTÁRIO: O ĀTMAN é o Eu superior, que não corresponde a qualquer conceito da filosofia ocidental. Não é a inteligência, nem o espírito, nem a alma, nem a vontade. Somente pode ser atingido pela meditação (no sentido indiano tradicional dessa prática – DHYĀNA).

HYP.I.43. Quando se atinge a perfeição de SIDDHĀSANA, e quando o alento vital [PRĀṆA] é retido cuidadosamente por KEVALA-KUMBHAKA, qual a necessidade de outras posturas?

किमन्यैर्बहुभिः पीठैः सिद्धे सिद्धासने सति ।
प्राणानिले सावधाने बद्धे केवल-कुम्भके ।
उत्पद्यते निरायासात्स्वयमेवोन्मनी कला ॥ १-४३ ॥

kim anyair bahubhiḥ pīṭhaiḥ siddhe siddhāsane sati |
prāṇānile sāvadhāne baddhe kevala-kumbhake |
utpadyate nirāyāsāt svayam evonmanī kalā || HYP.I.43 ||

COMENTÁRIO: O KEVALA-KUMBHAKA é um tipo especial de retenção do alento vital, sem necessidade de preparação anterior por inspiração ou expiração. Essa prática será descrita mais adiante (HYP.II.71-76). A postura SIDDHĀSANA, realizada pressionando o queixo contra o peito, é especialmente adequada para essa prática.

HYP.I.44. Quando se domina SIDDHĀSANA, aparece por si próprio, sem esforço, o estado de suspensão das funções da mente e as três ligações [BANDHAs] surgem sem esforço, naturalmente.

तथैकास्मिन्नेव दृढे सिद्धे सिद्धासने सति ।
बन्ध-त्रयमनायासात्स्वयमेवोपजायते ॥ १-४४ ॥

tathaikāsminn eva dṛḍhe siddhe siddhāsane sati |
bandha-trayam anāyāsāt svayam evopajāyate || HYP.I.44 ||

COMENTÁRIO: Mais adiante (HYP.II.45-47 e HYP.III.55, 61 e 70) serão explicados esses três tipos de ligações ou amarras [BANDHAs], que são MŪLA-BANDHA, UḌḌIYĀNA-BANDHA e JĀLAṂDHARA-BANDHA. O estado de suspensão da mente, que costuma ser denominado UNMANĪ-KALĀ ou UNMANĪ-AVASTHĀ é aquele em que cessa formação de conceitos mentais.

HYP.I.45. Não existe postura que iguale SIDDHA, nem retenção como KEVALA, nem símbolo [MUDRĀ] como KHECARĪ, nem dissolução [LAYA] que se iguale à do som interno [NĀDA].

नासनं सिद्ध-सदृशं न कुम्भः केवलोपमः ।
न खेचरी-समा मुद्रा न नाद-सदृशो लयः ॥ १-४५ ॥

nāsanaṃ siddha-sadṛśaṃ na kumbhaḥ kevalopamaḥ |
na khecarī-samā mudrā na nāda-sadṛśo layaḥ || HYP.I.45 ||

COMENTÁRIO: Embora haja uma enorme quantidade de práticas do HAṬHA-YOGA, o domínio de algumas poucas é suficiente para atingir o resultado final. Os símbolos [MUDRĀS] serão descritos mais adiante (**HYP.III.6** e seguintes). KHECARĪ-MUDRĀ é descrito na **HYP.III.32-54**. O som interno [NĀDA] é relatado na **HYP.IV.67** e **80-102**.

HYP.I.46. Eis PADMĀSANA. Coloque o pé direito sobre a coxa esquerda e o pé esquerdo sobre a coxa direita. Cruze os braços nas costas e segure os artelhos grandes. Aperte o queixo contra o peito e concentre a visão na ponta do nariz. Os praticantes das normas [YAMINs] chamam isso de portura de lótus [PADMĀSANA], que cura todas as doenças.

अथ पद्मासनम्
वामोरूपरि दक्षिणं च चरणं संस्थाप्य वामं तथा
दक्षोरूपरि पश्चिमेन विधिना धृत्वा कराभ्यां दृढम् ।
अङ्गुष्ठौ हृदये निधाय चिबुकं नासाग्रमालोकयेत्
एतद्व्याधि-विनाश-कारि यमिनां पद्मासनं प्रोच्यते ॥ १-४६ ॥

atha padmāsanam
vāmorūpari dakṣiṇaṃ ca caraṇaṃ saṃsthāpya vāmaṃ tathā
dakṣorūpari paścimena vidhinā dhṛtvā karābhyāṃ dṛḍham |
aṅguṣṭhau hṛdaye nidhāya cibukaṃ nāsāgram ālokayet
etad vyādhi-vināśa-kāri yamināṃ padmāsanaṃ procyate || HYP.I.46 ||

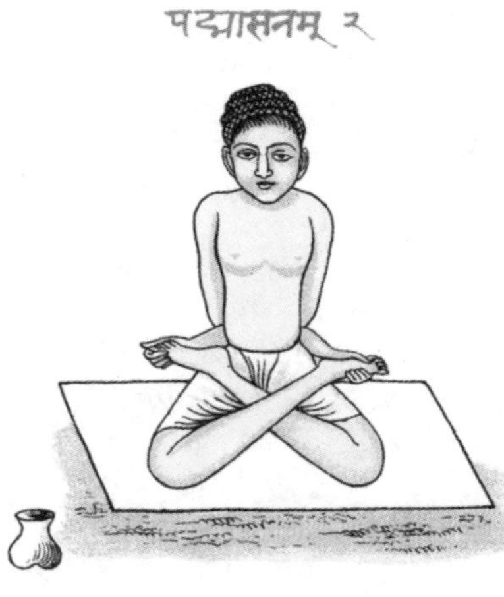

PADMĀSANA

COMENTÁRIO: Note-se que a descrição da postura inclui não apenas a posição das pernas, mas também de todo o corpo e mesmo o modo de olhar. A postura [ĀSANA] é sempre um todo integrado, destinado à obtenção de resultados espirituais – ou seja, não é um tipo de ginástica. A variedade de PADMĀSANA descrita aqui é também chamada de BADDHA-PADMĀSANA. As plantas dos pés não ficam voltadas para cima, mas para trás. Alguns comentadores indicam que, nessa postura, em vez de pressionar o queixo contra o peito, deve-se manter uma distância de quatro dedos entre eles – onde um dedo, ou AṄGULA, corresponde a cerca de 2 cm. A fixação sobre a ponta do nariz [NĀSĀGRA-DṚṢṬI] é descrita como a concentração no espaço vazio, na frente do nariz, a 12 dedos de distância dos olhos (cerca de um palmo). Outra variante de PADMĀSANA é descrita em seguida.

HYP.I.47. Coloque sobre as coxas os dois pés, com as solas para cima. Coloque suas mãos juntas, com as palmas para cima, entre as coxas.

उत्तानौ चरणौ कृत्वा ऊरु-संस्थौ प्रयत्नतः ।
ऊरु-मध्ये तथोत्तानौ पाणी कृत्वा ततो दृशौ ॥ १-४७ ॥

uttānau caraṇau kṛtvā ūru-saṃsthau prayatnataḥ |
ūru-madhye tathottānau pāṇī kṛtvā tato dṛśau || HYP.I.47 ||

HYP.I.48. Dirija o olhar para a ponta do nariz, apoie a língua contra a raiz dos dentes superiores da frente e o queixo sobre o peito. Faça o vento purificador [PAVANA] subir lentamente.

नासाग्रे विन्यसेद्राजद्-अन्त-मूले तु जिह्वया ।
उत्तम्भ्य चिबुकं वक्षस्युत्थाप्य् पवनं शनैः ॥ १-४८ ॥

nāsāgre vinyased rājad-anta-mūle tu jihvayā |
uttambhya cibukaṃ vakṣasy utthāpy pavanaṃ śanaiḥ || HYP.I.48 ||

HYP.I.49. Essa também é chamada postura de lótus [PADMĀSANA] que destrói todas as doenças. É difícil de ser atingida. Somente os inteligentes a atingem.

इदं पद्मासनं प्रोक्तं सर्व-व्याधि-विनाशनम् ।
दुर्लभं येन केनापि धीमता लभ्यते भुवि ॥ १-४९ ॥

idaṃ padmāsanaṃ proktaṃ sarva-vyādhi-vināśanam |
durlabhaṃ yena kenāpi dhīmatā labhyate bhuvi || HYP.I.49 ||

COMENTÁRIO: O tipo de PADMĀSANA descrito na **HYP.I.47-49** é a forma ensinada por MATSYENDRANĀTHA. O modo de fixar o olhar é igual ao anterior. A língua deve ficar na parte superior da boca (encostada ao céu da boca), com a ponta contra os incisivos superiores. Faz-se o "vento" (alento vital) subir pela contração do ânus, usando a prática denominada MŪLA-BANDHA, que será explicada mais adiante (**HYP.III.61** e seguintes). Essa é uma prática muito forte, que deve ser exercitada com cuidado, sob a direção de um guia experiente [GURU].

HYP.I.50. Adotando a postura de lótus, com as palmas das mãos uma sobre a outra, fixe o queixo no peito e contemple Aquilo [TAT = BRAHMAN] no coração. Empurre para cima repetidamente o alento inferior [APĀNA] e empurre para baixo o alento inspirado [PŪRITA PRĀṆA]. Desse modo se consegue um conhecimento incomparável, graças à Poderosa [ŚAKTI].

कृत्वा सम्पुटितौ करौ दृढतरं बद्ध्वा तु पद्मासनं
गाढं वक्षसि सन्निधाय चिबुकं ध्यायंश्च तच्चेतसि ।
वारं वारमपानमूर्ध्वमनिलं प्रोत्सारयन्पूरितं
न्यञ्चन्प्राणमुपैति बोधमतुलं शक्ति-प्रभावान्नरः ॥ १-५० ॥

kṛtvā sampuṭitau karau dṛḍhataraṃ baddhvā tu padmāsanaṃ
gāḍhaṃ vakṣasi sannidhāya cibukaṃ dhyāyaṃś ca tac cetasi |
vāraṃ vāram apānam ūrdhvam anilaṃ protsārayan pūritaṃ
nyañcan prāṇam upaiti bodham atulaṃ śakti-prabhāvān naraḥ || HYP.I.50 ||

COMENTÁRIO: Como no caso anterior, o alento inferior [APĀNA] é empurrado para cima pela contração do ânus. O alento superior, ou inspirado [PRĀṆA], é empurrado para baixo pela contração da garganta, usando JĀLANDHARA-BANDHA (ver **HYP.III.70** e seguintes). O PRĀṆA e o APĀNA devem ser unidos no centro. Isso desperta a Grande Deusa, a ŚAKTI, que está adormecida, sob a forma de KUṆḌALINĪ.

HYP.I.51. Quando o YOGIN, assentado na postura de lótus, retém o alento inspirado através das portas dos canais [NĀḌĪs], ele atinge a libertação [MUKTI]; não há dúvidas sobre isso.

पद्मासने स्थितो योगी नाडी-द्वारेण पूरितम् ।
मारुतं धारयेद्यस्तु स मुक्तो नात्र संशयः ॥ १-५१ ॥

padmāsane sthito yogī nāḍī-dvāreṇa pūritam |
mārutaṃ dhārayed yas tu sa mukto nātra saṃśayaḥ || HYP.I.51 ||

HYP.I.52. Eis agora a postura do leão [SIṂHĀSANA]. Coloque os calcanhares sob os testículos, dos dois lados do períneo, com o calcanhar esquerdo no lado direito e o direito no esquerdo.

अथ सिंहासनम्
गुल्फौ च वृषणस्याधः सीवन्त्याः पार्श्वयोः क्षिपेत् ।
दक्षिणे सव्य-गुल्फं तु दक्ष-गुल्फं तु सव्यके ॥ १-५२ ॥

atha siṃhāsanam
gulphau ca vṛṣaṇasyādhaḥ sīvanyāḥ pārśvayoḥ kṣipet |
dakṣiṇe savya-gulphaṃ tu dakṣa-gulphaṃ tu savyake || HYP.I.52 ||

HYP.I.53. Coloque as mãos sobre os joelhos, com os dedos esticados. Abra a boca e fixe o olhar na ponta do nariz, com a mente concentrada.

हस्तौ तु जान्वोः संस्थाप्य स्वाङ्गुलीः सम्प्रसार्य च ।
व्यात्त-वक्त्रो निरीक्षेत नासाग्रं सुसमाहितः ॥ १-५३ ॥

hastau tu jānvoḥ saṃsthāpya svāṅgulīḥ samprasārya ca |
vyātta-vaktro nirīkṣeta nāsāgraṃ susamāhitaḥ || HYP.I.53 ||

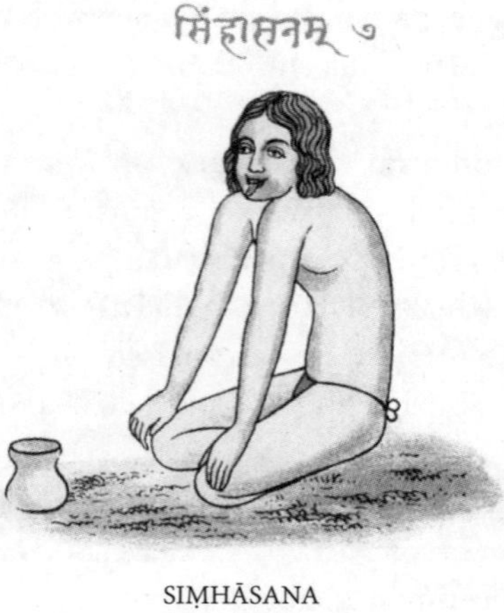

SIṂHĀSANA

HYP.I.54. Essa é a postura do leão [SIṂHĀSANA], muito estimada pelos melhores YOGINs. Ela facilita as três ligações [BANDHAs].

सिंहासनं भवेदेतत्पूजितं योगि-पुङ्गवैः ।
बन्ध-त्रितय-सन्धानं कुरुते चासनोत्तमम् ॥ १-५४ ॥

siṃhāsanaṃ bhaved etat pūjitaṃ yogi-puṅgavaiḥ |
bandha-tritaya-sandhānaṃ kurute cāsanottamam || HYP.I.54 ||

COMENTÁRIO: Nessa postura, as pernas ficam cruzadas em baixo do corpo. Os comentadores indicam que a língua é colocada para fora da boca, esticada para baixo, nessa postura. Os três tipos de ligações são MŪLA-BANDHA, JĀLANDHARA-BANDHA e UḌḌIYĀNA-BANDHA, que serão explicados mais adiante.

HYP.I.55. Eis agora a postura benéfica [BHADRĀSANA]. Coloque os dois calcanhares sob os testículos, dos dois lados do períneo, o calcanhar direito no lado direito e o esquerdo no lado esquerdo.

अथ भद्रासनम्
गुल्फौ च वृषणस्याधः सीवन्त्याः पार्श्वयोः क्षिप्ते ।
सव्य-गुल्फं तथा सव्ये दक्ष-गुल्फं तु दक्षिणे ॥ १-५५ ॥

atha bhadrāsanam
gulphau ca vṛṣaṇasyādhaḥ sīvanyāḥ pārśvayoḥ kṣipte |
savya-gulphaṃ tathā savye dakṣa-gulphaṃ tu dakṣiṇe || HYP.I.55 ||

HYP.I.56. Segure firmemente os pés com as mãos e permaneça imóvel. Essa é a postura benéfica [BHADRĀSANA], que destrói todas as doenças. Os YOGINs que atingiram a perfeição [SIDDHAs] a chamam de postura de GORAKṢĀ [GORAKṢĀSANA].

पार्श्व-पादौ च पाणिभ्यां दृढं बद्ध्वा सुनिश्चलम् ।
भद्रासनं भवेदेतत्सर्व-व्याधि-विनाशनम् ।
गोरक्षासनमित्याहुरिदं वै सिद्ध-योगिनः ॥ १-५६ ॥

pārśva-pādau ca pāṇibhyāṃ dṛḍhaṃ baddhvā suniścalam |
bhadrāsanaṃ bhaved etat sarva-vyādhi-vināśanam |
gorakṣāsanam ity āhur idaṃ vai siddha-yoginaḥ || HYP.I.56 ||

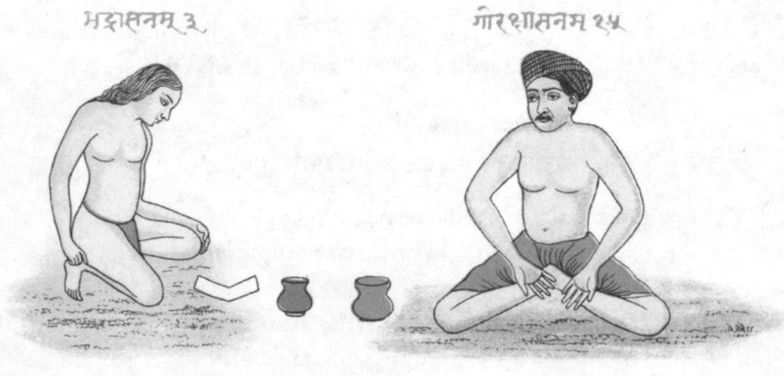

BHADRĀSANA GORAKṢĀSANA

COMENTÁRIO: Nessa postura, as plantas dos pés ficam unidas uma à outra. Os dedos circundam os pés, prendendo-os firmemente entre si. Os órgãos sexuais ficam sobre os calcanhares. Existem variantes dessa postura, e textos como o GHERAṆḌA-SAṂHITĀ chamam de GORAKṢĀSANA uma outra postura diferente.

1.5 Treinamento do YOGIN

HYP.I.57. Assim o YOGIN se liberta da fadiga causada pela prática das posturas [ĀSANAs] e ligações [BANDHAs]. Deve-se então praticar a purificação dos canais [NĀḌĪs] praticando controle do vento purificador e os símbolos [MUDRĀs].

एवमासन-बन्धेषु योगीन्द्रो विगत-श्रमः ।
अभ्यसेन्नाडिका-शुद्धिं मुद्रादि-पवनी-क्रियाम् ॥ १-५७ ॥

evam āsana-bandheṣu yogīndro vigata-śramaḥ |
abhyasen nāḍikā-śuddhiṃ mudrādi-pavanī-kriyām || HYP.I.57 ||

HYP.I.58. Devem ser realizadas as posturas [ĀSANAs], as retenções [KUMBHAKA] e os diversos símbolos [MUDRĀs]. Essas práticas devem ser seguidas pela concentração no som interno [NĀDA]. Essa é a sequência dos exercícios do HAṬHA.

आसनं कुम्भकं चित्रं मुद्राख्यं करणं तथा ।
अथ नादानुसन्धानमभ्यासानुक्रमो हठे ॥ १-५८ ॥

āsanaṃ kumbhakaṃ citraṃ mudrākhyaṃ karaṇaṃ tathā |
atha nādānusandhānam abhyāsānukramo haṭhe || HYP.I.58 ||

COMENTÁRIO: Nas práticas de PRĀṆĀYĀMA, o aspecto considerado mais importante é a retenção, ou KUMBHAKA, por isso o texto se refere principalmente a essa fase. Os três momentos de uma respiração são chamados PŪRAKA (inspiração), KUMBHAKA (retenção) e RECAKA (expiração). Essas palavras significam, literalmente: encher, completar, preencher (PŪRAKA); um pote ou recipiente (KUMBHAKA); esvaziar, exalar, expirar, evacuar (RECAKA).

HYP.I.59. O discípulo guiado por BRAHMAN [BRAHMACĀRIN] que mantém uma dieta moderada [MITĀHĀRA], renunciou ao fruto de suas ações e se consagra inteiramente ao YOGA atinge a perfeição [SIDDHI] em um ano. Não há dúvidas sobre isso.

ब्रह्मचारी मिताहारी त्यागी योग-परायणः ।
अब्दादूर्ध्वं भवेद्सिद्धो नात्र कार्या विचारणा ॥ १-५९ ॥

brahmacārī mitāhārī tyāgī yoga-parāyaṇaḥ |
abdād ūrdhvaṃ bhavet siddho nātra kāryā vicāraṇā || HYP.I.59 ||

COMENTÁRIO: O discípulo dedicado a BRAHMAN [BRAHMACĀRIN] é uma pessoa que, entre outras obrigações, mantém a castidade. O renunciante [TYĀGIN] é aquele que age sem ter desejo ou medo do resultado de suas ações, como explicado na BHAGAVAD-GĪTĀ. O YOGIN perfeito [SIDDHA] não é aquele que obteve poderes [SIDDHIs], mas aquele que chegou ao objetivo do YOGA. Um ano é um tempo extremamente curto. Apenas aqueles que já estavam preparados por suas vidas anteriores, pelo acúmulo de bom KARMAN, que possuem as qualidades adequadas e a orientação de um guia experiente, dedicando-se *apenas* ao YOGA, podem conseguir chegar ao objetivo final em um ano. Normalmente, são necessários muitos anos (ou mesmo muitas vidas) até que surjam as condições necessárias.

HYP.I.60. Chama-se de dieta moderada [MITĀHĀRA] a alimentação doce e agradável, que deixa um quarto do estômago vazio, e é ingerida em homenagem a ŚIVA.

सुस्निग्ध-मधुराहारश्चतुर्थांश-विवर्जितः ।
भुज्यते शिव-सम्प्रीत्यै मिताहारः स उच्यते ॥ १-६० ॥

susnigdha-madhurāhāraś caturthāṃśa-vivarjitaḥ |
bhujyate śiva-samprītyai mitāhāraḥ sa ucyate || HYP.I.60 ||

COMENTÁRIO: Diz-se que o YOGIN deve encher dois quartos do estômago com alimentos sólidos, um quarto com água, e deixar a outra quarta parte para o vento. O alimento deve ser uma oferenda destinada a ŚIVA, que é o princípio divino dentro do YOGIN. São recomendados alimentos ricos em manteiga clarificada (GHĪ). Na tradição indiana, as refeições são consideradas cerimônias religiosas. Segundo o VIṢṆU-PURĀNA (X.3), o BRĀHMANA devia consagrar seus alimentos usando fórmulas sagradas, e oferecer o alimento a VIṢṆU: "Realmente, VIṢṆU é quem come, é o alimento e a refeição. Que a comida que eu ingeri possa ser digerida por esta fé".

HYP.I.61. Comida amarga, ácida, picante, muito salgada, quente, vegetais verdes, fermentados, óleo, grãos de sésamo [gergelim], mostarda, bebidas alcoólicas, peixe, carne de cabra e dos outros [animais], coalhada, soro de leite, KULATTHA, o fruto da jujuba, bolos de sésamo, assafétida e alho não devem ser comidos.

कट्वाम्ल-तीक्ष्ण-लवणोष्ण-हरीत-शाक-
सौवीर-तैल-तिल-सर्षप-मद्य-मत्स्यान् ।
आजादि-मांस-दधि-तक्र-कुलत्थकोल-
पिण्याक-हिङ्गु-लशुनाद्यमपथ्यमाहुः ॥ १-६१ ॥

kaṭvāmla-tīkṣṇa-lavaṇoṣṇa-harīta-śāka-
sauvīra-taila-tila-sarṣapa-madya-matsyān |
ājādi-māṃsa-dadhi-takra-kulatthakola-
piṇyāka-hiṅgu-laśunādyam apathyam āhuḥ || HYP.I.61 ||

COMENTÁRIO: Substância amarga [KAṬU] é a semelhante ao melão amargo (nome científico: *Momordica charantia*); ácida [AMLA] é como o tamarindo; pungente ou picante [TĪKṢṆA] é a semelhante à pimenta; quente [UṢṆA] é a que aumenta a temperatura do corpo, como o melado. Alguns vegetais verdes são permitidos, mas, em geral, as folhas verdes devem ser evitadas pelo YOGIN. Comida fermentada [SAUVĪRA] é uma água de arroz cozido, que se deixa fermentar espontaneamente. O óleo de gergelim deve ser evitado, assim como suas sementes e outros derivados. A palavra usada para "óleo", no texto, é TAILA, e gergelim é TILA. As bebidas que embriagam [MADYA] incluem vinho e licores. KULATTHA é um tipo de legume que era usado na Índia para alimentação dos cavalos e do gado, mas também consumido por pessoas pobres. A jujuba é uma planta indiana encontrada também no Brasil, semelhante ao juazeiro, mas menor. O fruto da jujuba [KOLA] é considerado afrodisíaco. Assafétida [HIṄGU] é uma substância resinosa extraída da raiz de uma planta de mesmo nome. É usada como tempero ou medicamento. Além do alho, inclui-se também a cebola entre os alimentos proibidos ao YOGIN. A seleção de alimentos adequados fundamenta-se em uma classificação baseada nas três qualidades naturais [GUṆAs], que são a luz [SATTVA], a força [RAJAS] e a obscuridade [TAMAS]. De acordo com a BHAGAVAD-GĪTĀ (XVII.8-10), o temperamento dominado por SATTVA prefere aquilo que é suculento, doce, gorduroso (com manteiga), nutritivo, que aumenta a vida, a força interior e exterior, que aumenta o prazer e o estado de felicidade. O temperamento dominado por RAJAS prefere uma alimentação violentamente ácida, temperada, muito quente, amarga, forte ou apimentada – alimentos que prejudicam a saúde e produzem desordens da mente e do corpo. O temperamento dominado por TAMAS tem um prazer anormal por alimentos que esfriaram, impuros, fermentados e estragados. O YOGIN deve dar preferência aos alimentos de tipo SATTVA.

HYP.I.62. Deve-se também evitar: comida requentada, seca, com quantidade inadequada de sal, temperada com ácidos, estragada, ou com excesso de vegetais.

भोजनमहितं विद्यात्पुनरस्योष्णी-कृतं रूक्षम् ।
अतिलवणमम्ल-युक्तं कदशन-शाकोत्कं वर्ज्यम् ॥ १-६२ ॥

bhojanam ahitaṃ vidyāt punar asyoṣṇī-kṛtaṃ rūkṣam |
atilavaṇam amla-yuktaṃ kadaśana-śākotkaṃ varjyam || HYP.I.62 ||

COMENTÁRIO: O alimento seco [RŪKṢA] é aquele que não tem manteiga. O YOGIN deve evitar o excesso de sal, mas também não deve utilizar alimentos totalmente sem sal. O excesso de vegetais [ŚAKA-UTKAṬA] refere-se apenas a certos legumes e outros alimentos que não fazem parte da lista dos vegetais benéficos descritos mais à frente (**HYP.I.65-66**).

HYP.I.63. Desde o início, devem-se evitar o fogo, mulheres e viagens.

वह्नि-स्त्री-पथि-सेवानामादौ वर्जनमाचरेत् ॥ १-६३ ॥

vahni-strī-pathi-sevānām ādau varjanam ācaret || HYP.I.63 ||

HYP.I.64. Pois assim diz GORAKṢA: "Devem-se evitar más companhias, fogo, mulheres, longas viagens, banhar-se ao nascer do Sol, jejum e atividades físicas pesadas".

तथा हि गोरक्ष-वचनम्
वर्जयेद्दुर्जन-प्रान्तं वह्नि-स्त्री-पथि-सेवनम् ।
प्रातः-स्नानोपवासादि काय-क्लेश-विधिं तथा ॥ १-६४ ॥

tathā hi gorakṣa-vacanam
varjayed durjana-prāntaṃ vahni-strī-pathi-sevanam |
prātaḥ-snānopavāsādi kāya-kleśa-vidhiṃ tathā || HYP.I.64 ||

COMENTÁRIO: O fogo era utilizado em todas as cerimônias domésticas, nas oferendas aos deuses, como também para cozinhar, produzir aquecimento no inverno etc. O YOGIN, durante seu período de prática intensiva, está proibido de utilizá-lo. Por "mulheres", entende-se manter relações sexuais. As longas viagens em peregrinação aos lugares santos eram prática comum e considerada meritória, mas devia ser evitada pelos YOGINs. As práticas ascéticas, como o jejum, os banhos frios ao nascer do Sol etc., também eram consideradas meritórias, mas pertencentes a outras etapas da vida. Há restrições muito semelhantes indicadas na YOGATATTVA-UPANIṢAD (47-48).

HYP.I.65. As seguintes coisas são adequadas para o YOGIN: trigo, arroz, centeio, arroz ṢĀṢṬIKA e outros alimentos puros, leite, manteiga líquida [GHĪ], manteiga comum, açúcar marron, açúcar cristalizado, mel, gengibre, legumes em forma de fruta como o PAṬOLA, as cinco ervas, lentilhas MUDGA, e água pura.

गोधूम-शालि-यव-षाष्टिक-शोभनान्नं
क्षीराज्य-खण्ड-नवनीत-सिद्धा-मधूनि ।
शुण्ठी-पटोल-कफलादिक-पञ्च-शाकं
मुद्गादि-दिव्यमुदकं च यमीन्द्र-पथ्यम् ॥ १-६५ ॥

godhūma-śāli-yava-ṣāṣṭika-śobhanānnaṃ
kṣīrājya-khaṇḍa-navanīta-siddhā-madhūni |
śuṇṭhī-paṭola-kaphalādika-pañca-śākaṃ
mudgādi-divyam udakaṃ ca yamīndra-pathyam || HYP.I.65 ||

COMENTÁRIO: ṢĀṢṬIKA é um tipo de cereal semelhante ao arroz, que amadurece em 60 dias. Os cereais, de modo geral, eram considerados bons alimentos e utilizados em oferecimentos aos DEVAs, assim como leite e manteiga – ver, por exemplo, YOGATATTVA-UPAṆIṢAD (49-50), que adiciona as ervilhas e feijões. Como indicado acima, os vegetais verdes devem ser geralmente evitados, com exceção das cinco ervas, que são: JĪVANTĪ, VĀSTU, MŪLYĀKṢI, MEGHANĀDA e PUNARNAVA.

HYP.I.66. O YOGIN deve adotar uma alimentação doce, nutritiva, misturada com produtos da vaca. Deve nutrir as substâncias corporais [DHĀTU], ser agradável e apropriada.

पुष्टं सुमधुरं स्निग्धं गव्यं धातु-प्रपोषणम् ।
मनोभिलषितं योग्यं योगी भोजनमाचरेत् ॥ १-६६ ॥

puṣṭaṃ sumadhuraṃ snigdhaṃ gavyaṃ dhātu-prapoṣaṇam |
manobhilaṣitaṃ yogyaṃ yogī bhojanam ācaret || HYP.I.66 ||

COMENTÁRIO: Os produtos da vaca aqui indicados são leite e manteiga. As substâncias corporais [DHĀTUs] são sete: linfa, carne, sangue, ossos, tutano, gordura e sêmen.

HYP.I.67. Qualquer pessoa que não se canse e pratique continuamente o YOGA pode atingir a perfeição [SIDDHI], seja ele jovem, maduro, velho, ou mesmo doente e fraco.

युवो वृद्धोऽतिवृद्धो वा व्याधितो दुर्बलोऽपि वा ।
अभ्यासात्सिद्धिमाप्नोति सर्व-योगेष्वतन्द्रितः ॥ १-६७ ॥

yuvo vṛddho'tivṛddho vā vyādhito durbalo'pi vā |
abhyāsāt siddhim āpnoti sarva-yogeṣv atandritaḥ || HYP.I.67 ||

HYP.I.68. Quem se dedica firmemente à prática obtém a perfeição, mas não quem não pratica. Não se obtém a perfeição do YOGA meramente pela leitura das escrituras.

क्रिया-युक्तस्य सिद्धिः स्यादक्रियस्य कथं भवेत् ।
न शास्त्र-पाठ-मात्रेण योग-सिद्धिः प्रजायते ॥ १-६८ ॥

kriyā-yuktasya siddhiḥ syād akriyasya kathaṃ bhavet |
na śāstra-pāṭha-mātreṇa yoga-siddhiḥ prajāyate || HYP.I.68 ||

COMENTÁRIO: Aqui, o preguiçoso ou inativo [AKRIYA] é aquele que não pratica as técnicas do YOGA. As escrituras [ŚASTRAs] são úteis, mas elas sozinhas não levam à libertação.

HYP.I.69. Não se atinge a perfeição vestindo uma roupa ou falando sobre isso. A única causa da perfeição é a prática. Essa é a verdade, sem dúvida.

न वेष-धारणं सिद्धेः कारणं न च तत्-कथा।
क्रियैव कारणं सिद्धेः सत्यमेतन्न संशयः॥ १-६९॥

na veṣa-dhāraṇaṃ siddheḥ kāraṇaṃ na ca tat-kathā |
kriyaiva kāraṇaṃ siddheḥ satyam etan na saṃśayaḥ || HYP.I.69 ||

COMENTÁRIO: Não é a aparência externa do YOGIN, nem sua capacidade de falar sobre YOGA que podem trazer a perfeição. Somente pela prática dos ensinamentos se alcança a meta suprema.

HYP.I.70. Devem-se praticar as posturas [ĀSANAs], as diferentes retenções do alento [KUMBHAKAs], e todas as outras técnicas do HAṬHA, até que se atinja o fruto do RĀJA-YOGA.

पीठानि कुम्भकाश्चित्रा दिव्यानि करणानि च।
सर्वाण्यपि हठाभ्यासे राज-योग-फलावधि॥ १-७०॥

pīṭhāni kumbhakāś citrā divyāni karaṇāni ca |
sarvāṇy api haṭhābhyāse rāja-yoga-phalāvadhi || HYP.I.70 ||

COMENTÁRIO: Depois que o fim é atingido, as técnicas podem ser abandonadas.

Esta foi a primeira parte da HAṬHA-PRADĪPIKĀ

इति हठ-प्रदीपिकायां प्रथमोपदेशः।

iti haṭha-pradīpikāyāṃ prathamopadeśaḥ |

Capítulo 2

|| २ || द्वितीयोपदेशः

dvitīyopadeśaḥ

2.1 Purificação das NĀḌĪs

HYP.II.1. O YOGIN que realiza perfeitamente seus ĀSANAs, que se alimenta com moderação e controla seus sentidos deve então praticar PRĀṆĀYĀMA seguindo o caminho prescrito por seu GURU.

अथासने दृधे योगी वशी हित-मिताशनः ।
गुरूपदिष्ट-मार्गेण प्राणायामान्समभ्यसेत् ॥ २-१ ॥

athāsane dṛdhe yogī vaśī hita-mitāśanaḥ |
gurūpadiṣṭa-mārgeṇa prāṇāyāmān samabhyaset || HYP.II.1 ||

COMENTÁRIO: De acordo com esse texto, o PRĀṆĀYĀMA deve ser praticado apenas depois que o YOGIN já dominou outras práticas. Indica também que a prática de PRĀṆĀYĀMA deve ser orientada por um GURU. Deve-se realmente considerar que essas práticas são muito poderosas e que, quando não são realizadas de forma adequada, podem fazer mal à pessoa.

HYP.II.2. Se o vento [VĀTA] for irregular, a mente [CITTA] será irregular; quando [a respiração] ficar regular, tornará [a mente] regular. O YOGIN atingirá a estabilidade pelo controle do vento [VĀYU].

चले वाते चलं चित्तं निश्चले निश्चलं भवेत् ॥
योगी स्थाणुत्वमाप्नोति ततो वायुं निरोधयेत् ॥ २-२ ॥

cale vāte calaṃ cittaṃ niścale niścalaṃ bhavet |
yogī sthāṇutvam āpnoti tato vāyuṃ nirodhayet || HYP.II.2 ||

COMENTÁRIO: A força vital (PRĀṆA) é chamada, às vezes, de vento (VĀYU ou VĀTA). É interessante notar que o texto indica aqui a importância do controle do vento (VĀYU NIRODHA), uma expressão que pode ser comparada com o controle das atividades da mente (CITTA-VṚTTI--NIRODHA) no YOGA de PATAÑJALI.

HYP.II.3. Enquanto o vento [VĀYU] está firme no corpo, ele é chamado de ser vivo, e de morto naquele em que não atua. Portanto, deve-se controlar o vento [VĀYU].

यावद्वायुः स्थितो देहे तावज्जीवनमुच्यते ।
मरणं तस्य निष्क्रान्तिस्ततो वायुं निरोधयेत् ॥ २-३ ॥

yāvad vāyuḥ sthito dehe tāvaj jīvanam ucyate |
maraṇaṃ tasya niṣkrāntis tato vāyuṃ nirodhayet || HYP.II.3 ||

HYP.II.4. Enquanto os canais [NĀḌĪs] estejam impuros, o vento [MĀRUT] não penetrará no do meio. Dessa forma, ele não conseguirá o estado sem mente [UNMANI] e não atingirá a perfeição [SIDDHI].

मलाकलासु नाडीषु मारुतो नैव मध्यगः ।
कथं स्यादुन्मनीभावः कार्य-सिद्धिः कथं भवेत् ॥ २-४ ॥

malākalāsu nāḍīṣu māruto naiva madhyagaḥ |
kathaṃ syād unmanībhāvaḥ kārya-siddhiḥ kathaṃ bhavet || HYP.II.4 ||

COMENTÁRIO: Aqui, utiliza-se outro nome do vento, MARUT, para representar a força vital (PRĀṆA). A palavra feminina NĀḌĪ pode significar rio, canal, tubo etc. A NĀḌĪ do meio é SUṢUMṆA, a mais importante de todas.

HYP.II.5. Quando se limpam todas as impurezas das NĀḌĪs e dos CAKRAs, então o YOGIN poderá adquirir controle sobre o PRĀṆA.

शुद्धमेति यदा सर्वं नाडी-चक्रं मलाकुलम् ।
तदैव जायते योगी प्राण-संग्रहणे क्षमः ॥ २-५ ॥

śuddham eti yadā sarvaṃ nāḍī-cakraṃ malākulam |
tadaiva jāyate yogī prāṇa-saṃgrahaṇe kṣamaḥ || HYP.II.5 ||

COMENTÁRIO: Essa prática de purificação se chama NĀḌĪ-ŚODDHANA.

HYP.II.6. Por isso se deve praticar o controle das forças vitais [PRĀṆĀYĀMA] diariamente com uma mente luminosa [SĀTTVIKA], para que a NĀḌĪ SUṢUMṆA fique livre das impurezas.

प्राणायामं ततः कुर्यान्नित्यं सात्त्विकया धिया ।
यथा सुषुम्णा-नाडीस्था मलाः शुद्धिं प्रयान्ति च ॥ २-६ ॥

prāṇāyāmaṃ tataḥ kuryān nityaṃ sāttvikayā dhiyā |
yathā suṣumṇā-nāḍīsthā malāḥ śuddhiṃ prayānti ca || HYP.II.6 ||

COMENTÁRIO: Note-se que é necessário não apenas praticar exercícios de PRĀṆĀYĀMA, mas também manter uma atitude em que predomina SATTVA, pois as impurezas internas são também de tipo sutil.

HYP.II.7. Na postura de lótus [PADMĀSANA], o YOGIN deve inspirar o PRĀṆA através da Lua [CANDRA] e depois de retê-lo com todo seu poder, deve expirá-lo pelo Sol [SŪRYA].

बद्ध-पद्मासनो योगी प्राणं चन्द्रेण पूरयेत् ।
धारयित्वा यथा-शक्ति भूयः सूर्येण रेचयेत् ॥ २-७ ॥

baddha-padmāsano yogī prāṇaṃ candreṇa pūrayet |
dhārayitvā yathā-śakti bhūyaḥ sūryeṇa recayet || HYP.II.7 ||

COMENTÁRIO: A narina esquerda é representada aqui pela Lua (CANDRA), e a direita pelo Sol (SŪRYA). A narina esquerda é o lugar onde termina a NĀḌĪ IḌĀ, e a direita é onde termina a NĀḌĪ PIṄGALĀ.

HYP.II.8. Em seguida, deve-se inspirar o PRĀṆA através do Sol [SŪRYA] e depois de realizar a retenção [KUMBHAKA] como antes, deve expirá-lo pela Lua [CANDRA].

प्राणं सूर्येण चाकृष्य पूरयेदुदरं शनैः ।
विधिवत्कुम्भकं कृत्वा पुनश्चन्द्रेण रेचयेत् ॥ २-८ ॥

prāṇaṃ sūryeṇa cākṛṣya pūrayed udaraṃ śanaiḥ |
vidhivat kumbhakaṃ kṛtvā punaś candreṇa recayet || HYP.II.8 ||

HYP.II.9. A inalação é realizada pela mesma narina da exalação anterior. Depois de reter o maior tempo possível, a expiração deve ser feita lentamente pelo outro lado.

येन त्यजेत्तेन पीत्वा धारयेदतिरोधतः ।
रेचयेच्च ततोऽन्येन शनैरेव न वेगतः ॥ २-९ ॥

yena tyajet tena pītvā dhārayed atirodhataḥ |
recayec ca tato'nyena śanair eva na vegataḥ || HYP.II.9 ||

HYP.II.10. O PRĀṆA inspirado através de IḌA deve ser expirado pela direita; e o inspirado por PIṄGALA deve ser expirado pela esquerda, depois de contê-lo o maior tempo possível. Praticando assim alternadamente pelo Sol e pela Lua, será obtida a purificação de todas NĀḌĪs daquele que pratica suas obrigações [YAMIN] em um prazo de três meses.

प्राणं चेदिडया पिबेन्नियमितं भूयोऽन्यथा रेचयेत्
पीत्वा पिङ्गलया समीरणमथो बद्ध्वा त्यजेद्वामया ।
सूर्य-चन्द्रमसोरनेन विधिनाभ्यासं सदा तन्वतां
शुद्धा नाडि-गणा भवन्ति यमिनां मास-त्रयादूर्ध्वतः ॥ २-१० ॥

prāṇaṃ ced iḍayā piben niyamitaṃ bhūyo'nyathā recayet
pītvā piṅgalayā samīraṇam atho baddhvā tyajed vāmayā |
sūrya-candramasor anena vidhinābhyāsaṃ sadā tanvatāṃ
śuddhā nāḍi-gaṇā bhavanti yamināṃ māsa-trayād ūrdhvataḥ || HYP.II.10 ||

HYP.II.11. Deve-se praticar retenção [KUMBHAKA] quatro vezes por dia, ao amanhecer, ao meio-dia, ao anoitecer e à meia-noite, até que se consiga realizar 80 ciclos nos quatro.

प्रातर्मध्यन्दिने सायमर्ध-रात्रे च कुम्भकान् ।
शनैरशीति-पर्यन्तं चतुर्वारं समभ्यसेत् ॥ २-११ ॥

prātar madhyandine sāyam ardha-rātre ca kumbhakān |
śanair aśīti-paryantaṃ catur vāraṃ samabhyaset || HYP.II.11 ||

COMENTÁRIO: Essa prática intensa é extremamente poderosa e, ao mesmo tempo, perigosa. Ninguém deve tentar praticar esse tipo de PRĀṆĀYĀMA sem um GURU adequado e se não puder preencher as condições já expostas a respeito da prática intensa de YOGA – incluindo alimentação, local, estar afastado de todos os outros tipos de preocupações etc.

HYP.II.12. No início há transpiração, no meio há tremores, e no último estágio ele atinge o ponto mais elevado. Assim o vento [VĀYU] deve ser controlado.

कनीयसि भवेद्स्वेद कम्पो भवति मध्यमे ।
उत्तमे स्थानमाप्नोति ततो वायुं निबन्धयेत् ॥ २-१२ ॥

kanīyasi bhaved sveda kampo bhavati madhyame |
uttame sthānam āpnoti tato vāyuṃ nibandhayet || HYP.II.12 ||

HYP.II.13. A transpiração que sai deve ser esfregada no corpo; assim ele se torna forte e leve.

जलेन श्रम-जातेन गात्र-मर्दनमाचरेत् ।
दृढता लघुता चैव तेन गात्रस्य जायते ॥ २-१३ ॥

jalena śrama-jātena gātra-mardanam ācaret |
dṛḍhatā laghutā caiva tena gātrasya jāyate || HYP.II.13 ||

HYP.II.14. No período inicial da prática, ele deve se alimentar com leite e manteiga [GHĪ]. Quando a prática se firmou, não é necessário manter essas restrições.

अभ्यास-काले प्रथमे शस्तं क्षीराज्य-भोजनम् ।
ततोऽभ्यासे दृढीभूते न तादृङ्-नियम-ग्रहः ॥ २-१४ ॥

abhyāsa-kāle prathame śastaṃ kṣīrājya-bhojanam |
tato'bhyāse dṛḍhībhūte na tādṛṅ-niyama-grahaḥ || HYP.II.14 ||

HYP.II.15. Assim como os leões, elefantes e tigres são domados gradualmente, do mesmo modo se deve lidar com o VĀYU, para que o praticante [SĀDHAKA] não morra.

यथा सिंहो गजो व्याघ्रो भवेद्वश्यः शनैः शनैः ।
तथैव सेवितो वायुरन्यथा हन्ति साधकम् ॥ २-१५ ॥

yathā siṃho gajo vyāghro bhaved vaśyaḥ śanaiḥ śanaiḥ |
tathaiva sevito vāyur anyathā hanti sādhakam || HYP.II.15 ||

HYP.II.16. A prática correta do PRĀṆĀYĀMA livra de todas as doenças, mas a prática incorreta do YOGA pode produzir todas as doenças.

प्राणायामेन युक्तेन सर्व-रोग-क्षयो भवेत् ।
अयुक्ताभ्यास-योगेन सर्व-रोग-समुद्गमः ॥ २-१६ ॥

prāṇāyāmena yuktena sarva-roga-kṣayo bhavet |
ayuktābhyāsa-yogena sarva-roga-samudgamaḥ || HYP.II.16 ||

HYP.II.17. A prática incorreta pode produzir soluço, asma, tosse, dor na cabeça, nos ouvidos e nos olhos, assim como outras enfermidades.

हिक्का श्वासश्च कासश्च शिरः-कर्णाक्षि-वेदनाः ।
भवन्ति विविधाः रोगाः पवनस्य प्रकोपतः ॥ २-१७ ॥

hikkā śvāsaś ca kāsaś ca śiraḥ-karṇākṣi-vedanāḥ |
bhavanti vividhāḥ rogāḥ pavanasya prakopataḥ || HYP.II.17 ||

COMENTÁRIO: Aqui aparece um alerta claro a respeito dos riscos de práticas intensas de PRĀṆĀYĀMA. Essas práticas só podem ser dominadas gradualmente, e é tão perigoso lidar com elas quanto domar um animal selvagem. Elas podem gerar enfermidades de muitos tipos.

HYP.II.18. Deve-se inspirar o vento [VĀYU] gradualmente, em estado de união [YUKTA], e também expirar gradualmente. A retenção também deve ser realizada gradualmente, em estado de união, para atingir a perfeição [SIDDHI].

युक्तं युक्तं त्यजेद्वायुं युक्तं युक्तं च पूरयेत् ।
युक्तं युक्तं च बध्नीयादेवं सिद्धिमवाप्नुयात् ॥ २-१८ ॥

yuktaṃ yuktaṃ tyajed vāyuṃ yuktaṃ yuktaṃ ca pūrayet |
yuktaṃ yuktaṃ ca badhnīyād evaṃ siddhim avāpnuyāt || HYP.II.18 ||

HYP.II.19. Quando se consegue a purificação [ŚUDDHI] das NĀḌĪs, manifestam-se sinais: o corpo fica magro e brilhante.

यदा तु नाडी-शुद्धिः स्यात्तथा चिह्नानि बाह्यतः ।
कायस्य कृशता कान्तिस्तदा जायते निश्चितम् ॥ २-१९ ॥

yadā tu nāḍī-śuddhiḥ syāt tathā cihnāni bāhyataḥ |
kāyasya kṛśatā kāntis tadā jāyate niścitam || HYP.II.19 ||

HYP.II.20. Pela purificação das NĀḌĪs, ele consegue concentrar o vento [VĀYU] à vontade, ativa-se o fogo gástrico, o som interno [NĀDA] é ouvido e ele se torna livre das doenças.

यथेष्टं धारणं वायोरनलस्य प्रदीपनम् ।
नादाभिव्यक्तिरारोग्यं जायते नाडि-शोधनात् ॥ २-२० ॥

yatheṣṭaṃ dhāraṇaṃ vāyor analasya pradīpanam |
nādābhivyaktir ārogyaṃ jāyate nāḍi-śodhanāt || HYP.II.20 ||

2.2 As seis purificações – ṢAṬ-KARMĀṆI

HYP.II.21. Se houver excesso de gordura ou de fleuma, as seis purificações [ṢAṬ-KARMĀṆI] devem ser o início. Para os que têm outra constituição, elas não são necessárias.

मेद-श्लेष्माधिकः पूर्वं षट्-कर्माणि समाचरेत् ।
अन्यस्तु नाचरेत्तानि दोषाणां समभावतः ॥ २-२१ ॥

meda-śleṣmādhikaḥ pūrvaṃ ṣaṭ-karmāṇi samācaret |
anyas tu nācaret tāni doṣāṇāṃ samabhāvataḥ || HYP.II.21 ||

COMENTÁRIO: Segundo a tradição médica indiana (ĀYURVEDA), o organismo possui três tipos de humores (DOṢAs), que produzem saúde quando estão equilibrados e doenças quanto estão em desequilíbrio. As seis purificações são necessárias apenas para as pessoas que têm excesso de fleuma (KAPHA). Embora se costume traduzir ṢAṬ-KARMA como "seis purificações", a tradução literal seria "seis ações". A tradução usual é adequada, pois essas seis práticas são purificações corporais.

HYP.II.22. As seis purificações [ṢAṬ-KARMĀṆI] são DHAUTI, BASTI, NETĪ, TRĀṬAKA, NAULĪ e KAPĀLA-BHĀTI.

धौतिर्बस्तिस्तथा नेतिस्त्राटकं नौलिकं तथा ।
कपाल-भातिश्चैतानि षट्-कर्माणि प्रचक्षते ॥ २-२२ ॥

dhautir bastis tathā netis trāṭakaṃ naulikaṃ tathā |
kapāla-bhātiś caitāni ṣaṭ-karmāṇi pracakṣate || HYP.II.22 ||

COMENTÁRIO: As seis práticas se referem, respectivamente, à purificação do estômago (DHAUTĪ), do intestino (BASTI), do nariz (NETĪ), dos olhos (TRĀṬAKA), do abdômen (NAULĪ) e do crânio (KAPĀLA-BHĀTI).

HYP.II.23. Estas seis práticas que purificam o corpo devem ser mantidas secretas. Produzem resultados maravilhosos e são muito valorizadas pelos melhores YOGINs.

कर्म षट्कमिदं गोप्यं घट-शोधन-कारकम् ।
विचित्र-गुण-सन्धाय पूज्यते योगि-पुङ्गवैः ॥ २-२३ ॥

karma ṣaṭkam idaṃ gopyaṃ ghaṭa-śodhana-kārakam |
vicitra-guṇa-sandhāya pūjyate yogi-puṅgavaiḥ || HYP.II.23 ||

HYP.II.24. Eis DHAUTI: tome uma faixa de tecido com quatro dedos de largura e 15 palmos de comprimento, umidecido com água morna, engulindo-a conforme as instruções do GURU. Depois, puxe-a de volta. Isso é DHAUTI-KARMA.

तत्र धौतिः
चतुर्-अङ्गुल-विस्तारं हस्त-पञ्च-दशायतम् ।
गुरूपदिष्ट-मार्गेण सिक्तं वस्त्रं शनैर्ग्रसेत् ।
पुनः प्रत्याहरेच्चैतदुदितं धौति-कर्म तत् ॥ २-२४ ॥

tatra dhautiḥ-
catur-aṅgula-vistāraṃ hasta-pañca-daśāyatam |
gurūpadiṣṭa-mārgeṇa siktaṃ vastraṃ śanair graset |
punaḥ pratyāharec caitad uditaṃ dhauti-karma tat || HYP.II.24 ||

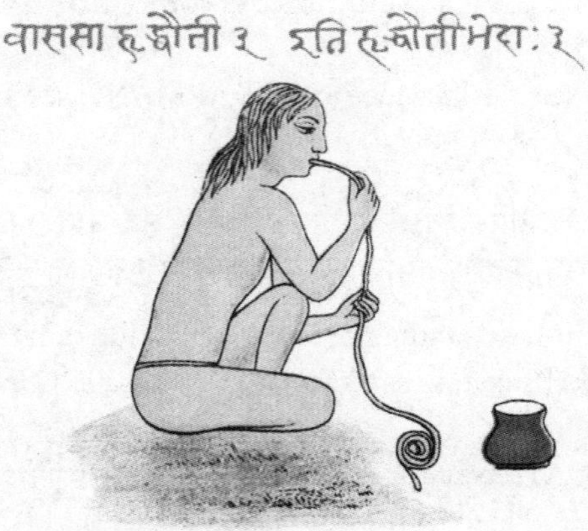

DHAUTI

HYP.II.25. DHAUTI-KARMA é eficaz contra tosse, asma, doenças do pâncreas, lepra e outras enfermidades devidas à fleuma [KAPHA].

कास-श्वास-प्लीह-कुष्ठं कफरोगाश्च विंशतिः ।
धौति-कर्म-प्रभावेण प्रयान्त्येव न संशयः ॥ २-२५ ॥

kāsa-śvāsa-plīha-kuṣṭhaṃ kapharogāś ca viṃśatiḥ |
dhauti-karma-prabhāveṇa prayānty eva na saṃśayaḥ || HYP.II.25 ||

COMENTÁRIO: DHAUTĪ é uma limpeza do estômago. Esta palavra está associada a DHAUTA, que significa lavado, limpo, purificado; e também a DHAUTI, que significa literalmente um poço, mas que pode indicar também a garganta com o estômago.

HYP.II.26. Agora, BASTI. Em postura agachada [UTKAṬĀSANA], submerso em água até o umbigo, introduza um tubo fino de bambu no ânus, contraindo-o e expelindo. Isso é BASTI-KARMA.

अथ बस्तिः
नाभि-दघ्न-जले पायौ न्यस्त-नालोत्कटासनः ।
आधाराकुञ्चनं कुर्यात्क्षालनं बस्ति-कर्म तत् ॥ २-२६ ॥

atha bastiḥ
nābhi-daghna-jale pāyau nyasta-nālotkaṭāsanaḥ |
ādhārākuñcanaṃ kuryāt kṣālanaṃ basti-karma tat || HYP.II.26 ||

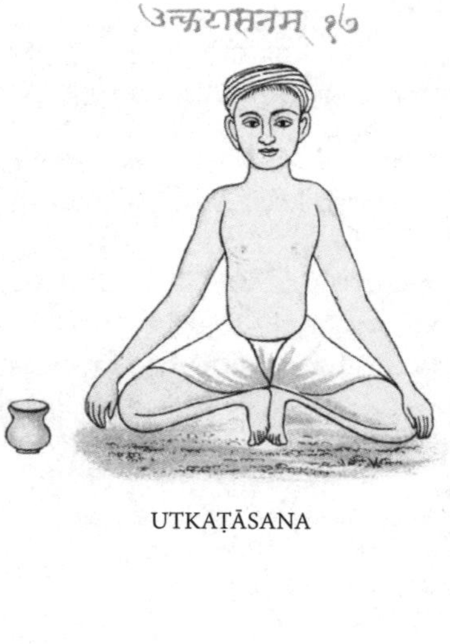

UTKAṬĀSANA

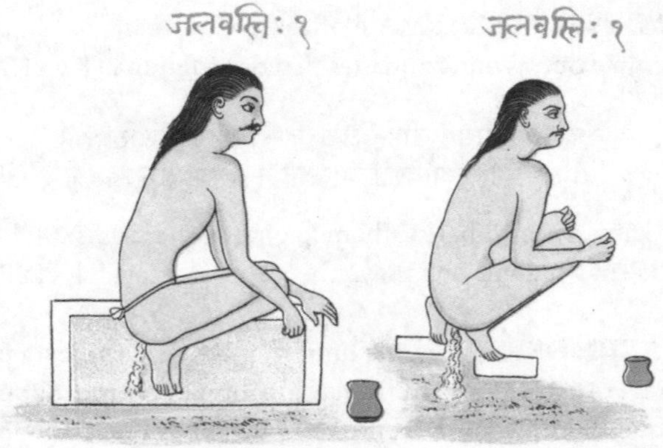

BASTI

COMENTÁRIO: BASTI (que é a grafia apresentada neste texto) é também chamado de VASTI. A palavra sânscrita VASTI ou BASTI pode significar abdômen, intestino, bexiga e, mais especificamente, a limpeza intestinal e os instrumentos utilizados para realizar enema ou clister. Na prática descrita no texto, a pessoa deve conseguir puxar água para dentro do intestino pelo tubo de bambu, e depois expulsar essa água, realizando contrações do abdômen. O tubo de bambu deve ter cerca de meio dedo de espessura e seis dedos de comprimento.

HYP.II.27. A prática de BASTI-KARMA é eficaz contra inchaço do abdômen [GULMA], doença do baço [PLĪHA], hidropisia [UDARA] e outras doenças produzidas por excesso de VĀTA, PITTA ou KAPHA.

गुल्म-प्लीहोदरं चापि वात-पित्त-कफोद्भवाः ।
बस्ति-कर्म-प्रभावेण क्षीयन्ते सकलामयाः ॥ २-२७ ॥

gulma-plīhodaraṃ cāpi vāta-pitta-kaphodbhavāḥ |
basti-karma-prabhāveṇa kṣīyante sakalāmayāḥ || HYP.II.27 ||

HYP.II.28. A prática correta de BASTI-KARMA purifica os elementos corporais [DHĀTUs], os órgãos [INDRIYAs] e o órgão interno [ANTAḤ-KARAṆA]. Faz o corpo brilhar e aumenta o fogo gástrico. Todas as doenças desaparecem.

धान्त्वद्रियान्तः-करण-प्रसादं
दधाच्च कान्तिं दहन-प्रदीप्तम् ।

अशेष-दोषोपचयं निहन्याद्
अभ्यस्यमानं जल-बस्ति-कर्म ॥ २-२८ ॥

dhāntvadriyāntaḥ-karaṇa-prasādaṃ
dadhāc ca kāntiṃ dahana-pradīptam |
aśeṣa-doṣopacayaṃ nihanyād
abhyasyamānaṃ jala-basti-karma || HYP.II.28 ||

COMENTÁRIO: DHĀTU é um elemento constituinte do corpo. Geralmente são descritos sete ou dez elementos corporais. Os sete são carne, sangue, gordura, osso, medula, sêmen, quilo, aos quais podem ser adicionados cabelo, pele, tendões. Os órgãos (INDRIYA) são cinco órgãos sensoriais (BUDDHĪNDRIYĀṆI ou JÑĀNENDRIYĀṆI) e cinco órgãos de ação (KARMENDRIYĀṆI). Há também o órgão interno, que conecta a consciência com os outros órgãos. Ele pode ser considerado único (a mente, MANAS) ou descrito de forma mais detalhada: MANAS, BUDDHI, AHAṂKĀRA, CITTA.

HYP.II.29. Agora, NETĪ. Um cordão de barbante com 12 polegadas de comprimento deve ser passado por uma narina e sua extremidade puxada pela boca. Os SIDDHAs chamam isso de NETĪ.

अथ नेतिः
सूत्रं वितस्ति-सुस्निग्धं नासानाले प्रवेशयेत् ।
मुखान्निर्गमयेच्चैषा नेतिः सिद्धैर्निगद्यते ॥ २-२९ ॥

atha netiḥ
sūtraṃ vitasti-susnigdhaṃ nāsānāle praveśayet |
mukhān nirgamayec caiṣā netiḥ siddhair nigadyate || HYP.II.29 ||

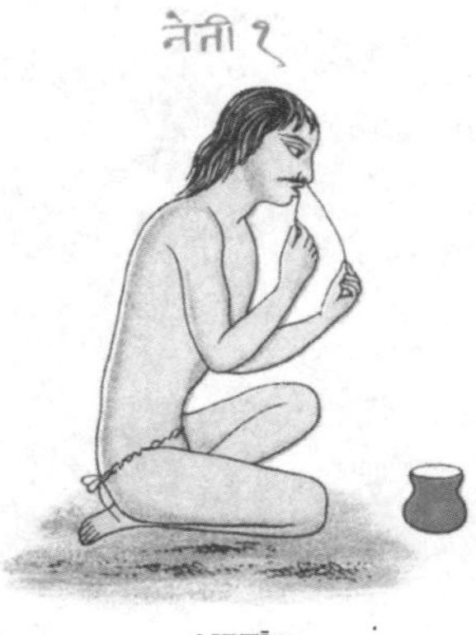

NETĪ

HYP.II.30. Ele purifica o crânio e dá uma visão divina. NETĪ remove todas as doenças que estão acima dos ombros.

कपाल-शोधिनी चैव दिव्य-दृष्टि-प्रदायिनी ।
जत्रूर्ध्व-जात-रोगौघं नेतिराशु निहन्ति च ॥ २-३० ॥

kapāla-śodhinī caiva divya-dṛṣṭi-pradāyinī |
jatrūrdhva-jāta-rogaugham netir āśu nihanti ca || HYP.II.30 ||

COMENTÁRIO: A palavra NETĪ é derivada de NETṚ, que significa condutor, diretor. Portanto, NETĪ não é uma palavra relacionada diretamente ao nariz, como se costuma imaginar, descrevendo na verdade a ação de direcionar ou conduzir o cordão através do nariz para a boca.

HYP.II.31. Agora, TRĀṬAKA. Olha-se fixamente, sem piscar, para um objeto pequeno, até surgirem lágrimas. Os mestres [ĀCĀRYAs] o chamam de TRĀṬAKA.

अथ त्राटकम्
निरीक्षेन्निश्चल-दृशा सूक्ष्म-लक्ष्यं समाहितः ।
अश्रु-सम्पात-पर्यन्तमाचार्यैस्त्राटकं स्मृतम् ॥ २-३१ ॥

atha trāṭakam
nirīkṣen niścala-dṛśā sūkṣma-lakṣyaṃ samāhitaḥ |
aśru-sampāta-paryantam ācāryais trāṭakaṃ smṛtam || HYP.II.31 ||

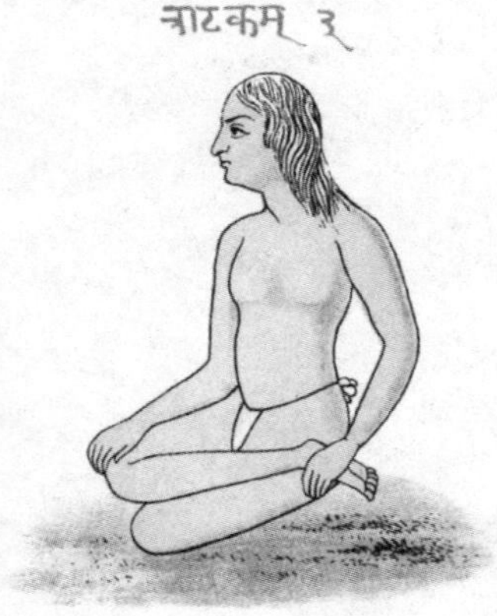

TRĀṬAKA

HYP.II.32. Destrói as doenças dos olhos e remove a preguiça. TRĀṬAKA deve ser cuidadosamente mantido em segredo, como uma caixa de joias.

मोचनं नेत्र-रोगाणां तन्दाद्रीणां कपाटकम् ।
यत्नतस्त्राटकं गोप्यं यथा हाटक-पेटकम् ॥ २-३२ ॥

mocanaṃ netra-rogāṇāṃ tandādrīṇāṃ kapāṭakam |
yatnatas trāṭakaṃ gopyaṃ yathā hāṭaka-peṭakam || HYP.II.32 ||

COMENTÁRIO: A palavra TRĀṬAKA é derivada de TRĀ, que significa protetor, defensor, ou de TRĀTA, que significa protegido. Portanto, TRĀṬAKA significa simplesmente uma coisa que protege, não descrevendo, portanto, os olhos ou o olhar.

HYP.II.33. Agora, NAULI. Sente-se sobre os dedos dos pés, com os calcanhares erguidos, e as palmas das mãos apoiadas no chão. Mova o ventre com força para a esquerda e para a direita, como um redemoinho. Os SIDDHAs chamam isso de NAULI.

अथ नौलिः
अमन्दावर्त-वेगेन तुन्दं सव्यापसव्यतः ।
नतांसो भ्रामयेदेषा नौलिः सिद्धैः प्रशस्यते ॥ २-३३ ॥

atha nauliḥ
amandāvarta-vegena tundaṃ savyāpasavyataḥ |
natāṃso bhrāmayed eṣā nauliḥ siddhaiḥ praśasyate || HYP.II.33 ||

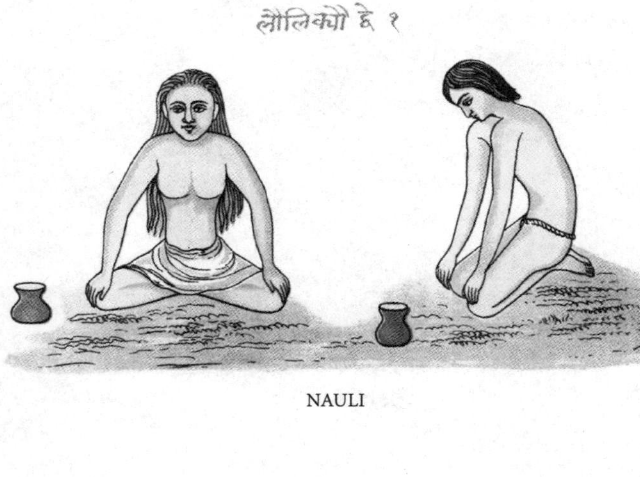

NAULI

HYP.II.34. NAULI é uma excelente purificação [KRIYĀ] do HAṬHA, que remove a dispepsia, aumenta o apetite e a digestão e causa alegria. Elimina todos os desajustes dos humores.

मन्दाग्नि-सन्दीपन-पाचनादि-
सन्धापिकानन्द-करी सदैव ।
अशेष-दोष-मय-शोषणी च
हठ-क्रिया मौलिरियं च नौलिः ॥ २-३४ ॥

mandāgni-sandīpana-pācanādi-
sandhāpikānanda-karī sadaiva |
aśeṣa-doṣa-maya-śoṣaṇī ca haṭha-kriyā
maulir iyaṃ ca nauliḥ || HYP.II.34 ||

COMENTÁRIO: A palavra NAULĪ ou NAULIKA talvez seja derivada de NAU, que significa navio ou barco, talvez porque o seu movimento é comparado ao de um redemoinho.

HYP.II.35. Agora, KAPĀLABHĀTI. Realizar inspiração e expiração rapidamente, como o fole de um ferreiro. Isto é KAPĀLABHĀTI, e elimina todas as doenças devidas a KAPHA.

अथ कपालभातिः
भस्त्रावल्लोह-कारस्य रेच-पूरौ ससम्भ्रमौ ।
कपालभातिर्विख्याता कफ-दोष-विशोषणी ॥ २-३५ ॥

atha kapālabhātiḥ
bhastrāval loha-kārasya reca-pūrau sasambhramau |
kapālabhātir vikhyātā kapha-doṣa-viśoṣaṇī || HYP.II.35 ||

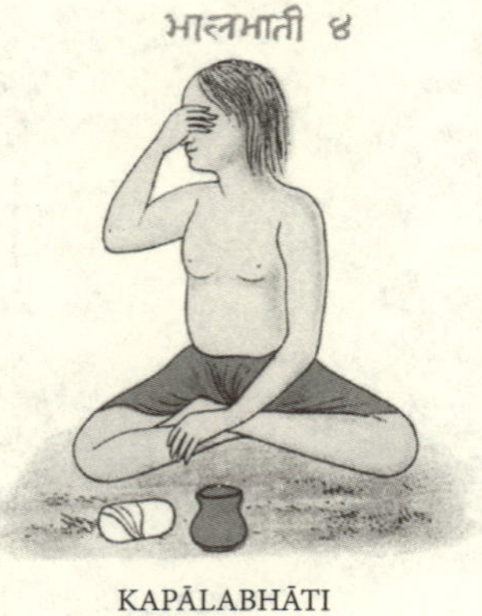

KAPĀLABHĀTI

COMENTÁRIO: A palavra KAPĀLABHĀTI é formada a partir de KAPĀLA, que significa crânio (pode também significar um jarro, uma cuia, a casca de um ovo ou a casca de uma tartaruga) e BHĀTI, que significa luz, esplendor. Assim, KAPĀLABHĀTI é a prática que purifica o crânio e o torna límpido, removendo o excesso de fleuma através dessa respiração rápida.

HYP.II.36. Essas seis purificações eliminam a obesidade e as outras falhas devidas à fleuma [KAPHA]. Realizando-se depois o controle da respiração [PRĀṆĀYĀMA], obtém-se facilmente a perfeição [SIDDHI].

षट्-कर्म-निर्गत-स्थौल्य-कफ-दोष-मलादिकः ।
प्राणायामं ततः कुर्यादनायासेन सिद्ध्यति ॥ २-३६ ॥

ṣaṭ-karma-nirgata-sthaulya-kapha-doṣa-malādikaḥ |
prāṇāyāmaṃ tataḥ kuryād anāyāsena siddhyati || HYP.II.36 ||

HYP.II.37. Realmente, tudo pode ser purificado através de PRĀṆĀYĀMA. Por isso, alguns mestres [ĀCĀRYĀs] pensam que essas práticas não são necessárias.

प्राणायामैरेव सर्वे प्रशुष्यन्ति मला इति ।
आचार्याणां तु केषांचिदन्यत्कर्म न संमतम् ॥ २-३७ ॥

prāṇāyāmair eva sarve praśuṣyanti malā iti |
ācāryāṇāṃ tu keṣāṃcid anyat karma na saṃmatam || HYP.II.37 ||

HYP.II.38. Agora, GAJA-KARAṆĪ. Pela contração do ânus, faça o APĀNA subir à garganta e regurgite o conteúdo do estômago. Gradualmente, o sistema das NĀḌĪs e dos CAKRAs se torna conhecido. Aqueles que conhecem o HAṬHA chamam isso de GAJA-KARAṆĪ.

अथ गज-करणी
उदर-गत-पदार्थमुद्वमन्ति
पवनमपानमुदीर्य कण्ठ-नाले ।
क्रम-परिचय-वश्य-नाडि-चक्रा
गज-करणीति निगद्यते हठज्ञैः ॥ २-३८ ॥

atha gaja-karaṇī
udara-gata-padārtham udvamanti
pavanam apānam udīrya kaṇṭha-nāle |
krama-paricaya-vaśya-nāḍi-cakrā
gaja-karaṇīti nigadyate haṭhajñaiḥ || HYP.II.38 ||

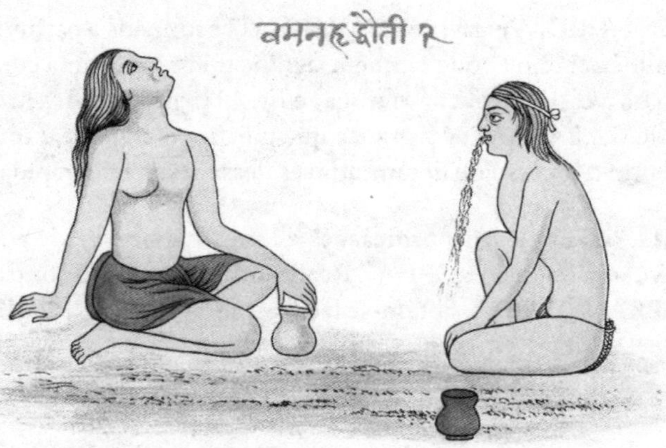

GAJA-KARAṆĪ

COMENTÁRIO: Este é um sétimo tipo de purificação. Pode ser que tenha sido adicionado posteriormente ao texto, embora tenha sido mantido o título de "seis purificações". Outros textos, como a GHERAṆḌA-SAṂHITĀ, descrevem um maior número de métodos de purificação, subdividindo os que são apresentados aqui.

HYP.II.39. BRAHMĀ e os outros que se dedicaram ao vento purificador [PAVANA] se libertaram do medo da morte. Por isso, deve-se praticar o vento purificador.

ब्रह्मादयोऽपि त्रिदशाः पवनाभ्यास-तत्पराः ।
अभूवन्नन्तक-भ्यात्तस्मात्पवनमभ्यसेत् ॥ २-३९ ॥

brahmādayo'pi tridaśāḥ pavanābhyāsa-tatparāḥ |
abhūvann antaka-bhyāt tasmāt pavanam abhyaset || HYP.II.39 ||

HYP.II.40. Quando o vento [MARUT] está controlado no corpo, a mente [CITTA] estável e o olhar está fixo entre as sobrancelhas, não existe medo da morte.

यावद्बद्धो मरुद्-देशे यावच्चित्तं निराकुलम् ।
यावद्दृष्टिर्भ्रुवोर्मध्ये तावत्काल-भयं कुतः ॥ २-४० ॥

yāvad baddho marud dehe yāvac cittaṃ nirākulam |
yāvad dṛṣṭir bhruvor madhye tāvat kāla-bhayaṃ kutaḥ || HYP.II.40 ||

HYP.II.41. Depois que as NĀḌĪs e os CAKRAs foram purificados pelo domínio [SAṂYĀMA] do PRĀṆA, o vento [MARUT] encontra facilmente a entrada para penetrar na SUṢUMṆĀ.

विधिवत्प्राण-संयामैर्नाडी-चक्रे विशोधिते ।
सुषुम्णा-वदनं भित्त्वा सुखाद्विशति मारुतः ॥ २-४१ ॥

vidhivat prāṇa-saṃyāmair nāḍī-cakre viśodhite |
suṣumṇā-vadanaṃ bhittvā sukhād viśati mārutaḥ || HYP.II.41 ||

COMENTÁRIO: A palavra SAṂYĀMA tem um significado técnico preciso nos YOGA-SŪTRAs de PATAÑJALI (YS.III.4): significa a aplicação sucessiva de concentração, meditação e união (DHĀRAṆĀ, DHYĀNA e SAMĀDHI – os três membros internos do RĀJA-YOGA) a um mesmo objeto, levando a diferentes poderes (SIDDHIs). Assim, o PRĀṆA-SAṂYĀMA não parece ser um exercício de PRĀṆĀYĀMA.

HYP.II.42. Eis agora MANONMANĪ. Quando o vento [MĀRUT] se move pelo caminho do meio, a mente [MANAS] se estabiliza. Esta é a condição de MANONMANĪ, quando a mente fica perfeitamente estabilizada.

अथ मनोन्मनी
मारुते मध्य-संचारे मनः-स्थैर्यं प्रजायते ।
यो मनः-सुस्थिरी-भावः सैवावस्था मनोन्मनी ॥ २-४२ ॥

atha manonmanī
mārute madhya-saṃcāre manaḥ-sthairyaṃ prajāyate |
yo manaḥ-susthirī-bhāvaḥ saivāvasthā manonmanī || HYP.II.42 ||

COMENTÁRIO: As palavras MANONMANĪ e UNMANĪ significam "a mente sem mente", ou a "não mente". Representam um estado em que o funcionamento mental ordinário cessou.

2.3 Práticas de KUMBHAKA

HYP.II.43. Para atingir a perfeição nisso, aqueles que sabem realizam diversos tipos de retenções [KUMBHAKA], pois, pela prática dos diferentes tipos de KUMBHAKA, são obtidos resultados maravilhosos [SIDDHIs].

तत्-सिद्धये विधानज्ञाश्चित्रान्कुर्वन्ति कुम्भकान् ।
विचित्र कुम्भकाभ्यासाद्विचित्रां सिद्धिमाप्नुयात् ॥ २-४३ ॥

tat-siddhaye vidhānajñāś citrān kurvanti kumbhakān |
vicitra kumbhakābhyāsād vicitrāṃ siddhim āpnuyāt || HYP.II.43 ||

HYP.II.44. Agora, os tipos de KUMBHAKA. SŪRYA-BHEDANA, UJJĀYĪ, SĪTKĀRĪ, ŚĪTALĪ, BHASTRIKĀ, BHRĀMARĪ, MŪRCCHĀ e PLĀVINĪ são os oito tipos de KUMBHAKA.

अथ कुम्भक-भेदाः
सूर्य-भेदनमुज्जायी सीत्कारी शीतली तथा ।
भस्त्रिका भ्रामरी मूर्च्छा प्लाविनीत्यष्ट-कुम्भकाः ॥ २-४४ ॥

atha kumbhaka-bhedāḥ
sūrya-bhedanam ujjāyī sītkārī śītalī tathā |
bhastrikā bhrāmarī mūrcchā plāvinīty aṣṭa-kumbhakāḥ || HYP.II.44 ||

COMENTÁRIO: Esses oito tipos de prática de PRĀṆĀYĀMA serão explicados a seguir.

HYP.II.45. No final da inspiração [PŪRAKA], deve-se prender usando JĀLANDHARA-BANDHA. No final da retenção [KUMBHAKA] e início da expiração [RECAKA], deve-se utilizar UḌḌIYĀNA.

पूरकान्ते तु कर्तव्यो बन्धो जालन्धराभिधः ।
कुम्भकान्ते रेचकादौ कर्तव्यस्तूड्डियानकः ॥ २-४५ ॥

pūrakānte tu kartavyo bandho jālandharābhidhaḥ |
kumbhakānte recakādau kartavyas tūḍḍiyānakaḥ || HYP.II.45 ||

COMENTÁRIO: As retenções utilizam, normalmente, as técnicas de "amarras" ou BANDHAs. A palavra BANDHA pode ser traduzida por amarra, nó, união, corrente, atadura, captura, aprisionamento, combinação, fixação. No HAṬHA-YOGA, são técnicas que ajudam a prender, comprimir ou empurrar o PRĀṆA, para obter os resultados buscados. JĀLANDHARA-BANDHA é uma amarra na qual se encosta o queixo no peito, contraindo a garganta, com a língua encostada no céu da boca. A palavra JĀLANDHARA vem de JĀLA (que significa uma rede ou armadilha com a qual se captura um animal) e DHARA (aquilo que carrega, suporta, sustenta ou transporta). Portanto, JĀLANDHARA significa literalmente a sustentação para capturar o PRĀṆA. Por outro lado, UḌḌIYĀNA-BANDHA é uma amarra da região abdominal, contraindo-se o abdômen e forçando o diafragma para cima, enquanto se prende a respiração. A palavra UḌḌIYĀNA vem do verbo UḌḌĪ, que significa voar ou subir. Portanto, UḌḌIYĀNA-BANDHA significa literalmente a amarra que faz voar. O terceiro tipo de BANDHA que será citado no parágrafo seguinte é geralmente denominado MŪLA-BANDHA, ou amarra da raiz, já que MŪLA significa raiz, base, início, fundamento. Nesse tipo de amarra, contraem-se o ânus e a uretra.

HYP.II.46. Empurrando por baixo, contraindo a garganta e empurrando pelo meio, o PRĀṆA entra no canal de BRAHMAN [BRAHMA-NĀḌĪ].

अधस्तात्कुञ्चनेनाशु कण्ठ-सङ्कोचने कृते ।
मध्ये पश्चिम-तानेन स्यात्प्राणो ब्रह्म-नाडिगः ॥ २-४६ ॥

adhastāt kuñcanenāśu kaṇṭha-saṅkocane kṛte |
madhye paścima-tānena syāt prāṇo brahma-nāḍigaḥ || HYP.II.46 ||

COMENTÁRIO: Embora esta estrofe não utilize os nomes das amarras, está se referindo à realização simultânea de MŪLA-BANDHA (empurrando por baixo), JĀLANDHARA-BANDHA (contraindo a garganta) e UḌḌIYĀNA-BANDHA (empurrando pelo meio). O canal de BRAHMAN é a SUṢUMṆĀ-NĀḌĪ. A palavra SUṢUMṆĀ é um adjetivo que significa muito bela ou graciosa ou bondosa.

HYP.II.47. Empurrando o APĀNA para cima e fazendo o PRĀṆA descer da garganta, o YOGIN se liberta da velhice e se torna um jovem de 16 anos.

आपानमूर्ध्वमुत्थाप्य प्राणं कण्ठादधो नयेत् ।
योगी जरा-विमुक्तः सन्षोडशाब्द-वया भवेत् ॥ २-४७ ॥

āpānam ūrdhvam utthāpya prāṇaṃ kaṇṭhād adho nayet |
yogī jarā-vimuktaḥ san ṣoḍaśābda-vayā bhavet || HYP.II.47 ||

COMENTÁRIO: Há diversos tipos de forças vitais, todas chamadas genericamente de PRĀṆA, e que também podem ser chamadas de vento (VĀYU, VĀTA). Os cinco principais são PRĀṆA, cujo movimento natural é para cima e cujo lugar natural é a cabeça ou o coração; APĀNA, cujo movimento natural é para baixo e cujo lugar natural é a base do corpo (especialmente o ânus); SAMĀNA, cujo lugar natural é a região do umbigo; UDĀNA, localizado na garganta; e VYĀNA, que se move no corpo todo. A palavra PRĀṆA significa originalmente uma coisa preenchida, plena, completa; e daí vem, como significado secundário, a inalação ou respiração (que enche os pulmões), o alento, a força vital.

HYP.II.48. Agora, SŪRYA-BHEDANA. O YOGIN deve adotar uma postura fácil e, realizando o ĀSANA, inspirar lentamente pelo canal direito [DAKṢA-NĀḌĪ].

अथ सूर्य-भेदनम्
आसने सुखदे योगी बद्ध्वा चैवासनं ततः ।
दक्ष-नाड्या समाकृष्य बहिःस्थं पवनं शनैः ॥ २-४८ ॥

atha sūrya-bhedanam
āsane sukhade yogī baddhvā caivāsanaṃ tataḥ |
dakṣa-nāḍyā samākṛṣya bahiḥsthaṃ pavanaṃ śanaiḥ || HYP.II.48 ||

HYP.II.49. Deve então praticar KUMBHAKA, até o preenchimento completo do corpo. Então, deve espirar lentamente pelo canal do outro lado [SAVYA-NĀḌĪ].

आकेशादानखाग्राच्च निरोधावधि कुम्भयेत् ।
ततः शनैः सव्य-नाड्या रेचयेत्पवनं शनैः ॥ २-४९ ॥

ākeśād ānakhāgrāc ca nirodhāvadhi kumbhayet |
tataḥ śanaiḥ savya-nāḍyā recayet pavanaṃ śanaiḥ || HYP.II.49 ||

HYP.II.50. Esta excelente SŪRYA-BHEDANA purifica a cabeça, destrói as desordens de VĀTA e remove os vermes, por isso deve ser praticada repetidamente.

कपाल-शोधनं वात-दोष-घ्नं कृमि-दोष-हृत् ।
पुनः पुनरिदं कार्यं सूर्य-भेदनमुत्तमम् ॥ २-५० ॥

kapāla-śodhanaṃ vāta-doṣa-ghnaṃ kṛmi-doṣa-hṛt |
punaḥ punar idaṃ kāryaṃ sūrya-bhedanam uttamam || HYP.II.50 ||

COMENTÁRIO: SŪRYA significa Sol, e BHEDANA significa abrir, permitir livre curso, permitir que uma coisa flua. Esse tipo de PRĀṆĀYĀMA abre o canal solar, que está ligado à narina direita, permitindo que o PRĀṆA flua livremente por ele. De acordo com a teoria do HAṬHA-YOGA, o organismo humano tem muitos canais energéticos, que são as NĀḌĪs. A principal é aquela que sobe diretamente da base da coluna até o topo da cabeça, denominada SUṢUMṆĀ-NĀḌĪ. Há outras duas que se enrolam em torno dela, chamadas IḌĀ e PIṄGALĀ, que estão conectadas, respectivamente, às narinas esquerda e direita. PIṄGALĀ-NĀḌĪ e a narina direita são de natureza solar, masculina, estando também associadas ao pensamento, ao fogo e a ŚIVA. A palavra PIṄGALĀ descreve a cor castanha ou dourada. Por outro lado, a IḌĀ-NĀḌĪ e a narina esquerda são de natureza lunar, feminina, estando também associada ao frio e à intuição. A palavra IḌĀ significa o momento presente.

HYP.II.51. Agora, UJJĀYĪ. Fechando a boca, o vento deve ser puxado lentamente pelos dois canais, fazendo um ruído ao passar pela garganta para o peito.

अथ उज्जायी
मुखं संयम्य नाडीभ्यामाकृष्य पवनं शनैः ।
यथा लगति कण्ठात्तु हृदयावधि स-स्वनम् ॥ २-५१ ॥

atha ujjāyī
mukhaṃ saṃyamya nāḍībhyām ākṛṣya pavanaṃ śanaiḥ |
yathā lagati kaṇṭhāt tu hṛdayāvadhi sa-svanam || HYP.II.51 ||

HYP.II.52. Depois da inspiração, realizar a retenção, e expirar o PRĀṆA pela esquerda [IḌĀ]. Isso remove a fleuma [ŚLEṢMA] da garganta e aumenta o fogo digestivo do corpo.

पूर्ववत्कुम्भयेत्प्राणं रेचयेदिडया तथा ।
श्लेष्म-दोष-हरं कण्ठे देहानल-विवर्धनम् ॥ २-५२ ॥

pūrvavat kumbhayet prāṇaṃ recayed iḍayā tathā |
śleṣma-doṣa-haraṃ kaṇṭhe dehānala-vivardhanam || HYP.II.52 ||

HYP.II.53. Ele destrói os defeitos das NĀḌĪS, hidropsia e desordens dos humores [DHĀTU]. Essa retenção UJJĀYĪ pode ser praticada mesmo de pé, imóvel ou caminhando.

नाडी-जलोदराधातु-गत-दोष-विनाशनम् ।
गच्छता तिष्ठता कार्यमुज्जाय्याख्यं तु कुम्भकम् ॥ २-५३ ॥

nāḍī-jalodarādhātu-gata-doṣa-vināśanam |
gacchatā tiṣṭhatā kāryam ujjāyy ākhyaṃ tu kumbhakam || HYP.II.53 ||

COMENTÁRIO: A palavra UJJĀYĪ está associada ao verbo UJJAN, que significa produzir, gerar, iniciar, e da qual derivam as palavras UJJĀGṚ (despertar ou excitar) e UJJĀGARA (excitado). Portanto, UJJĀYĪ pode ser entendida como a prática que desperta ou excita.

HYP.II.54. Agora, SĪTKĀRĪ. Sugue o ar pela boca produzindo o som SĪT, com a língua entre os lábios. O ar não deve ser expelido pela boca. Através dessa prática, o YOGIN se torna belo como a divindade do desejo [KĀMA-DEVA].

अथ सीत्कारी
सीत्कां कुर्यात्तथा वक्त्रे घ्राणेनैव विजृम्भिकाम् ।
एवमभ्यास-योगेन काम-देवो द्वितीयकः ॥ २-५४ ॥

atha sītkārī
sītkāṃ kuryāt tathā vaktre ghrāṇenaiva vijṛmbhikām |
evam abhyāsa-yogena kāma-devo dvitīyakaḥ || HYP.II.54 ||

COMENTÁRIO: A palavra SĪTKĀRĪ vem do sânscrito onomatopaico SĪT, que representa o som sibilante feito quando se suga o ar, e por isso SĪTKĀRIN é aquele que produz o som SĪT. Às vezes também se associa à palavra SĪTKĀRĪ com SĪTA (frio, refrescante, gelado) e SĪTAKARA (aquilo que causa frio ou frescor), mas o primeiro significado parece ser o adotado na HAṬHA-YOGA-PRADĪPIKĀ, pois ao descrever a prática se utiliza o verbo SĪTKṚ, que significa exatamente produzir o som SĪT (ao sugar o ar). Portanto, essa é a prática sibilante.

HYP.II.55. Então ele é reverenciado no círculo das YOGINĪs e se torna o senhor da manifestação e da dissolução. Para ele realmente não há fome, sede, sono ou preguiça.

योगिनी चक्र-संमान्यः सृष्टि-संहार-कारकः ।
न क्षुधा न तृषा निद्रा नैवालस्यं प्रजायते ॥ २-५५ ॥

yoginī cakra-saṃmānyaḥ sṛṣṭi-saṃhāra-kārakaḥ |
na kṣudhā na tṛṣā nidrā naivālasyaṃ prajāyate || HYP.II.55 ||

HYP.II.56. Ele se torna repleto de luz [SATTVA] e seu corpo se livra de todos os incômodos. Por esse método autêntico, o YOGIN se torna uma divindade celeste [INDRA] e domina o círculo terrestre.

भवेत्सत्त्वं च देहस्य सर्वोपद्रव-वर्जितः ।
अनेन विधिना सत्यं योगीन्द्रो भूमि-मण्डले ॥ २-५६ ॥

bhavet sattvaṃ ca dehasya sarvopadrava-varjitaḥ |
anena vidhinā satyaṃ yogīndro bhūmi-maṇḍale || HYP.II.56 ||

COMENTÁRIO: Neste e em outros pontos, o texto indica a transformação do praticante, que se torna divino sob vários aspectos.

HYP.II.57. Agora, ŚĪTALĪ. O vento [VĀYU] é inspirado com a língua e se pratica a retenção. Depois se expira gentilmente o vento [PAVANA], por ambas as narinas.

अथ शीतली
जिह्वया वायुमाकृष्य पूर्ववत्कुम्भ-साधनम् ।
शनकैर्घ्राण-रन्ध्राभ्यां रेचयेत्पवनं सुधीः ॥ २-५७ ॥

atha śītalī
jihvayā vāyum ākṛṣya pūrvavat kumbha-sādhanam |
śanakair ghrāṇa-randhrābhyāṃ recayet pavanaṃ sudhīḥ || HYP.II.57 ||

COMENTÁRIO: Nessa prática, a língua deve formar um tubo, como o bico de um pássaro. A palavra ŚĪTALĪ está associada a ŚĪTALA, que significa frio, refrescante, e também indica o vento e a Lua. Assim, ŚĪTALĪ é a prática refrescante.

HYP.II.58. Doenças como inchaço do baço e de outros órgãos, febre, desequilíbrio de PITTA, fome, sede e efeitos de venenos – esta retenção chamada ŚĪTALĪ (refrescante) resolve tudo isso, sem dúvidas.

गुल्म-प्लीहादिकान्रोगान्ज्वरं पित्तं क्षुधां तृषाम् ।
विषाणि शीतली नाम कुम्भिकेयं निहन्ति हि ॥ २-५८ ॥

gulma-plīhādikān rogān jvaraṃ pittaṃ kṣudhāṃ tṛṣām |
viṣāṇi śītalī nāma kumbhikeyaṃ nihanti hi || HYP.II.58 ||

HYP.II.59. Agora, BHASTRIKĀ. Colocando as solas dos dois pés de uma forma agradável sobre as coxas, assume-se a postura de lótus [PADMĀSANA]. Ela destrói todos os pecados [PĀPA].

अथ भस्त्रिका
ऊर्वोरुपरि संस्थाप्य शुभे पाद-तले उभे ।
पद्मासनं भवेदेतत्सर्व-पाप-प्रणाशनम् ॥ २-५९ ॥

atha bhastrikā
ūrvor upari saṃsthāpya śubhe pāda-tale ubhe |
padmāsanaṃ bhaved etat sarva-pāpa-praṇāśanam || HYP.II.59 ||

HYP.II.60. Tendo assumido a postura de lótus [PADMĀSANA], com o pescoço e o estômago alinhados, com a boca fechada, deve exalar pelo nariz o PRĀṆA, com força.

सम्यक्पद्मासनं बद्ध्वा सम-ग्रीवोदरः सुधीः ।
मुखं संयम्य यत्नेन प्राणं घ्राणेन रेचयेत् ॥ २-६० ॥

samyak padmāsanaṃ baddhvā sama-grīvodaraḥ sudhīḥ |
mukhaṃ saṃyamya yatnena prāṇaṃ ghrāṇena recayet || HYP.II.60 ||

HYP.II.61. Dessa forma, sente-se no coração [HṚD], na garganta [KAṆṬH] e na cabeça [KAPĀLA] um forte som [SVANAM]. Ele deve então inspirar rapidamente e de forma uniforme o vento [MĀRUT] até o lótus [PADMA] do coração [HṚD].

यथा लगति हृत्-कण्ठे कपालावधि स-स्वनम् ।
वेगेन पूरयेच्चापि हृत्-पद्मावधि मारुतम् ॥ २-६१ ॥

yathā lagati hṛt-kaṇṭhe kapālāvadhi sa-svanam |
vegena pūrayec cāpi hṛt-padmāvadhi mārutam || HYP.II.61 ||

HYP.II.62. Ele deve expirar de novo e depois inspirar como antes, repetidamente, do mesmo modo que o fole de um ferreiro [BHASTRĀ] deve ser bombeado rapidamente.

पुनर्विरेचयेत्तद्वत्पूरयेच्च पुनः पुनः ।
यथैव लोहकारेण भस्त्रा वेगेन चाल्यते ॥ २-६२ ॥

punar virecayet tadvat pūrayec ca punaḥ punaḥ |
yathaiva lohakāreṇa bhastrā vegena cālyate || HYP.II.62 ||

HYP.II.63. Esse vento purificador [PAVANA] localizado no seu corpo deve ser movido com cuidado. Se o corpo ficar cansado, ele deve inspirar pelo Sol [SŪRYA].

तथैव स्व-शरीर-स्थं चालयेत्पवनं धिया ।
यदा श्रमो भवेद्देहे तदा सूर्येण पूरयेत् ॥ २-६३ ॥

ṭathaiva sva-śarīra-sthaṃ cālayet pavanaṃ dhiyā |
yadā śramo bhaved dehe taḍā sūryeṇa pūrayet || HYP.II.63 ||

HYP.II.64. Quando o ventre estiver cheio de ar [ANILA], ele deve fechar firmemente as duas narinas com os dedos médio e indicador.

यथोदरं भवेत्पूर्णमनिलेन तथा लघु ।
धारयेन्नासिकां मध्या-तर्जनीभ्यां विना दृढम् ॥ २-६४ ॥

yathodaraṃ bhavet pūrṇam anilena tathā laghu |
dhārayen nāsikāṃ madhyā-tarjanībhyāṃ vinā dṛḍham || HYP.II.64 ||

HYP.II.65. Depois de realizar a retenção [KUMBHAKA] do modo prescrito, ele deve exalar o ar [ANILA] pela esquerda [IḌĀ]. Isso aumenta o fogo corporal [ŚARĪRĀGNI] e equilibra VĀTA, PITTA e ŚLEṢMA [os três humores corporais].

विधिवत्कुम्भकं कृत्वा रेचयेदिडयानिलम् ।
वात-पित्त-श्लेष्म-हरं शरीराग्नि-विवर्धनम् ॥ २-६५ ॥

vidhivat kumbhakaṃ kṛtvā recayed iḍayānilam |
vāta-pitta-śleṣma-haraṃ śarīrāgni-vivardhanam || HYP.II.65 ||

HYP.II.66. Esta respiração é agradável e recompensadora. Desperta rapidamente a KUṆḌALINĪ e dissolve a resistência de KAPHA e dos outros que bloqueiam a boca do canal de BRAHMAN [BRAHMA-NĀḌĪ].

कुण्डली बोधकं क्षिप्रं पवनं सुखदं हितम् ।
ब्रह्म-नाडी-मुखे संस्थ-कफाद्य्-अर्गल-नाशनम् ॥ २-६६ ॥

kuṇḍalī bodhakaṃ kṣipraṃ pavanaṃ sukhadaṃ hitam |
brahma-nāḍī-mukhe saṃstha-kaphādy-argala-nāśanam || HYP.II.66 ||

HYP.II.67. Esta retenção, chamada de fole [BHASTRA], deve ser realmente realizada especialmente. Ela perfura completamente os três nós [GRANTHI] que existem no corpo.

सम्यग्गात्र-समुद्भूत-ग्रन्थि-त्रय-विभेदकम् ।
विशेषेणैव कर्तव्यं भस्त्राख्यं कुम्भकं त्विदम् ॥ २-६७ ॥

samyag gātra-samudbhūta-granthi-traya-vibhedakam |
viśeṣeṇaiva kartavyaṃ bhastrākhyaṃ kumbhakaṃ tv idam || HYP.II.67 ||

COMENTÁRIO: O nome desta prática, BHASTRIKĀ, vem de BHASTRA, fole. Assim, pode ser traduzida por respiração do fole. Ela é especialmente poderosa para abrir o caminho de SUṢUMṆĀ, removendo impurezas que bloqueiam sua entrada e também perfurando os três nós [GRANTHI]. Existem três nós principais, cujos nomes estão associados aos três DEVAs do Hinduísmo. (1) BRAHMĀ GRANTHI, que bloqueia o fluxo de energia do primeiro CAKRA, o MŪLĀDHĀRA (na base da coluna), para os seguintes. Esse bloqueio está associado ao aprisionamento aos desejos. (2) VIṢṆU GRANTHI, que bloqueia o fluxo de energia do terceiro CAKRA, o MAṆIPŪRA (na região do umbigo), para os seguintes. Está associado ao aprisionamento às ações. (3) RUDRA GRANTHI, que bloqueia o fluxo de energia do sexto CAKRA, o ĀJÑĀ (na região entre as sobrancelhas) para os seguintes. Está associado ao aprisionamento aos pensamentos e aos ensinamentos recebidos. A superação desses três nós será descrita mais adiante, no Capítulo 4 desta obra.

HYP.II.68. Agora, BHRĀMARĪ. Inalar rapidamente, com um som [NĀDA] como de um zangão; expirar lentamente, com o som [NĀDA] de uma abelha. Através desta prática, surge na mente um pouco da felicidade [ĀNANDA] do jogo cósmico [LĪLĀ] do Senhor dos YOGINs [YOGĪNDRA].

अथ भ्रामरी
वेगाद्घोषं पूरकं भृङ्ग-नादं
भृङ्गी-नादं रेचकं मन्द-मन्दम् ।
योगीन्द्राणमेवमभ्यास-योगाच्
चित्ते जाता काचिदानन्द-लीला ॥ २-६८ ॥

atha bhrāmarī
vegād ghoṣaṃ pūrakaṃ bhṛṅga-nādaṃ

bhṛṅgī-nādaṃ recakaṃ manda-mandam |
yogīndrāṇīam evam abhyāsa-yogāc
citte jātā kācid ānanda-līlā || HYP.II.68 ||

COMENTÁRIO: O nome desta prática, BHRĀMARĪ, vem de BHRĀMARA, que significa abelha, em virtude do som que é ouvido durante esse exercício. NĀDA é um tipo de som interno, ouvido em práticas espirituais, não se referindo ao som do ar entrando ou saindo no corpo. ĀNANDA é a felicidade perfeita, a completude, sendo um dos atributos do Absoluto (BRAHMAN). LĪLĀ é a brincadeira cósmica pela qual a divindade cria o universo, sem qualquer objetivo.

HYP.II.69. Agora, MŪRCCHĀ. No fim da inalação, deve-se estabelecer JĀLANDHARA de modo firme. A exalação deve ser muito longa. Isso é chamado MŪRCCHĀ, porque produz o desfalecimento [MŪRCCHĀ] da mente [MANAS] e garante a felicidade [SUKHA].

अथ मूर्च्छा
पूरकान्ते गाढतरं बद्ध्वा जालन्धरं शनैः ।
रेचयेन्मूर्च्छाख्येयं मनो-मूर्च्छा सुख-प्रदा ॥ २-६९ ॥

atha mūrcchā
pūrakānte gāḍhataraṃ baddhvā jālandharaṃ śanaiḥ |
recayen mūrcchākhyeyaṃ mano-mūrcchā sukha-pradā || HYP.II.69 ||

COMENTÁRIO: Essa prática se chama MŪRCCHĀ, como afirma o texto, pelo seu efeito mental. MŪRCCHĀ pode ser traduzido como desfalecimento, estupor, ilusão, alucinação. Nas práticas de YOGA, é importante superar os mecanismos mentais usuais, pois eles prendem a pessoa. MŪRCCHĀ pode contribuir para isso.

HYP.II.70. Agora, PLĀVINĪ. Enchendo o ventre com o melhor dos ventos [MĀRUT], ele flutua facilmente mesmo nas águas profundas, como uma folha de lótus.

अथ प्लाविनी
अन्तः प्रवर्तितोदार-मारुतापूरितोदरः ।
पयस्यगाधेऽपि सुखात्प्लवते पद्म-पत्रवत् ॥ २-७० ॥

atha plāvinī
antaḥ pravartitodāra-mārutāpūritodaraḥ |
payasy agādhe'pi sukhāt plavate padma-patravat || HYP.II.70 ||

COMENTÁRIO: A palavra PLĀVINĪ está associada a PLĀVANA, que significa banho, imersão, e à palavra PLAVA, que significa nadar ou flutuar. Não se trata simplesmente de encher os pulmões, mas encher o abdômen com ar.

HYP.II.71. O PRĀṆĀYĀMA é considerado de três tipos: exalação [RECAKA], inalação [PŪRAKA], retenção [KUMBHAKA]. Assume-se que KUMBHAKA também é de dois tipos: associada [SAHITA] e independente [KEVALA].

प्राणायामस्त्रिधा प्रोक्तो रेच-पूरक-कुम्भकैः ।
सहितः केवलश्चेति कुम्भको द्विविधो मतः ॥ २-७१ ॥

prāṇāyāmas tridhā prokto reca-pūraka-kumbhakaiḥ |
sahitaḥ kevalaś ceti kumbhako dvividho mataḥ || HYP.II.71 ||

COMENTÁRIO: A retenção comum está associada à inalação e à exalação. Nesse caso, chama-se SAHITA KUMBHAKA. Mas pode também ocorrer retenção sem inalação e exalação, como será explicado a seguir. Esta é chamada KEVALA KUMBHAKA. A palavra KEVALA significa independente ou livre.

HYP.II.72. Deve-se praticar SAHITA até que se atinja a perfeição [SIDDHI] de KEVALA. Ela é uma concentração [DHĀRAṆA] do vento [VĀYU] mantida com facilidade, independentemente de inspiração e expiração.

यावत्केवल-सिद्धिः स्यात्सहितं तावदभ्यसेत् ।
रेचकं पूरकं मुक्त्वा सुखं यद्वायु-धारणम् ॥ २-७२ ॥

yāvat kevala-siddhiḥ syāt sahitaṃ tāvad abhyaset |
recakaṃ pūrakaṃ muktvā sukhaṃ yad vāyu-dhāraṇam || HYP.II.72 ||

COMENTÁRIO: Note-se que KEVALA KUMBHAKA, segundo essa descrição, é acompanhada por uma prática interna (concentração, ou

DHĀRAṆA) relacionada com o vento (VĀYU). Essa afirmação não parece ser casual, pois é repetida mais adiante (HYP.II.74).

HYP.II.73. Este PRĀṆĀYĀMA que foi descrito é certamente uma retenção independente [KEVALA-KUMBHAKA]. A perfeição [SIDDHI] da retenção independente é atingida quando a expiração e a inspiração estão ausentes.

प्राणायामोऽयमित्युक्तः स वै केवल-कुम्भकः ।
कुम्भके केवले सिद्धे रेच-पूरक-वर्जिते ॥ २-७३ ॥

prāṇāyāmo'yam ity uktaḥ sa vai kevala-kumbhakaḥ |
kumbhake kevale siddhe reca-pūraka-varjite || HYP.II.73 ||

HYP.II.74. Para ele, nada é difícil de se obter, de tudo o que se conhece nos três mundos, quando tem o poder de realizar a retenção independente como foi descrito, com a concentração [DHĀRAṆA] no vento [VĀYU].

न तस्य दुर्लभं किंचित्त्रिषु लोकेषु विद्यते ।
शक्तः केवल-कुम्भेन यथेष्टं वायु-धारणात् ॥ २-७४ ॥

na tasya durlabhaṃ kiṃcit triṣu lokeṣu vidyate |
śaktaḥ kevala-kumbhena yatheṣṭaṃ vāyu-dhāraṇāt || HYP.II.74 ||

HYP.II.75. O passo do RĀJA-YOGA é também alcançado, não há dúvidas sobre isso. Através de KUMBHAKA, a KUṆḌALINĪ desperta, ela se torna a KUṆḌALINĪ desperta. SUṢUMṆĀ fica livre de obstruções, e surge a perfeição do HAṬHA.

राज-योग-पदं चापि लभते नात्र संशयः ।
कुम्भकात्कुण्डली-बोधः कुण्डली-बोधतो भवेत् ।
अनर्गला सुषुम्णा च हठ-सिद्धिश्च जायते ॥ २-७५ ॥

rāja-yoga-padaṃ cāpi labhate nātra saṃśayaḥ |
kumbhakāt kuṇḍalī-bodhaḥ kuṇḍalī-bodhato bhavet |
anargalā suṣumṇā ca haṭha-siddhiś ca jāyate || HYP.II.75 ||

HYP.II.76. Não se pode aperfeiçoar o HAṬHA sem RĀJA-YOGA, nem se pode aperfeiçoar o RĀJA-YOGA sem HAṬHA. Enquanto não for atingida a perfeição, ambos devem ser praticados.

हठं विना राजयोगो राज-योगं विना हठः ।
न सिध्यति ततो युग्ममानिष्पत्तेः समभ्यसेत् ॥ २-७६ ॥

haṭhaṃ vinā rājayogo rāja-yogaṃ vinā haṭhaḥ |
na sidhyati tato yugmam āniṣpatteḥ samabhyaset || HYP.II.76 ||

HYP.II.77. No final do processo de supressão do PRĀṆA em KUMBHAKA, ele deve tornar sua mente livre. Por essa prática, ele atinge o passo de RĀJA-YOGA.

कुम्भक-प्राण-रोधान्ते कुर्याच्चित्तं निराश्रयम् ।
एवमभ्यास-योगेन राज-योग-पदं व्रजेत् ॥ २-७७ ॥

kumbhaka-prāṇa-rodhānte kuryāc cittaṃ nirāśrayam |
evam abhyāsa-yogena rāja-yoga-padaṃ vrajet || HYP.II.77 ||

HYP.II.78. Um corpo belo e esbelto, paz no rosto, manifestação do som interior [NĀDA], clareza nos olhos, saúde, controle do sêmen [BINDU], controle do fogo [AGNI], purificação das NĀḌĪs: essas são as marcas da perfeição do HAṬHA.

वपुः कृशत्वं वदने प्रसन्नता
नाद-स्फुटत्वं नयने सुनिर्मले ।
अरोगता बिन्दु-जयोऽग्नि-दीपनं
नाडी-विशुद्धिर्हठ-सिद्धि-लक्षणम् ॥ २-७८ ॥

vapuḥ kṛśatvaṃ vadane prasannatā
nāda-sphuṭatvaṃ nayane sunirmale |
arogatā bindu-jayo'gni-dīpanaṃ
nāḍī-viśuddhir haṭha-siddhi-lakṣaṇam || HYP.II.78 ||

Esta foi a segunda parte da HAṬHA-PRADĪPIKĀ

इति हठ-प्रदीपिकायां द्वितीयोपदेशः ।

iti haṭha-pradīpikāyāṃ dvitīyopadeśaḥ |

Capítulo 3

॥ ३ ॥ तृतीयोपदेशः

trtīyopadeśaḥ

HYP.III.1. Assim como o senhor das serpentes [AHI-NĀYAKA] é o suporte das montanhas, das florestas e da terra, certamente KUṆḌALINĪ também é o suporte de todos os TANTRAs do YOGA.

स-शैल-वन-धात्रीणां यथाधारोऽहि-नायकः ।
सर्वेषां योग-तन्त्राणां तथाधारो हि कुण्डली ॥ ३-१ ॥

sa-śaila-vana-dhātrīṇāṃ yathādhāro'hi-nāyakaḥ |
sarveṣāṃ yoga-tantrāṇāṃ tathādhāro hi kuṇḍalī || HYP.III.1 ||

COMENTÁRIO: O "senhor das serpentes" é comumente chamado de ANANTA (uma palavra que significa o infinito) ou ŚEṢA. Essa serpente mitológica tem mil cabeças, sendo considerada uma representação simbólica da eternidade. Ela é representada muitas vezes como o leito sobre o qual VIṢṆU dorme, sobre o mar primordial, nos intervalos entre a dissolução do universo e a sua nova criação. Também se afirma que ŚEṢA sustenta todas as regiões do universo. No parágrafo anterior, ele é comparado à KUṆḌALINĪ (que significa literalmente a enroscada, ou enrolada), o poder (ŚAKTI) que fica normalmente adormecido no CAKRA da base e precisa ser despertado para que o YOGIN se transforme, segundo o HAṬHA-YOGA. O parágrafo menciona os TANTRAs, porque o HAṬHA--YOGA faz parte da corrente tântrica.

HYP.III.2. Quando a KUṆḌALINĪ adormecida desperta pela graça do GURU, então todos os lótus [PADMA] e nós [GRANTHA] são atravessados.

सुप्ता गुरु-प्रसादेन यदा जागर्ति कुण्डली ।
तदा सर्वाणि पद्मानि भिद्यन्ते ग्रन्थयोऽपि च ॥ ३-२ ॥

suptā guru-prasādena yadā jāgarti kuṇḍalī |
tadā sarvāṇi padmāni bhidyante granthayo'pi ca || HYP.III.2 ||

COMENTÁRIO: Segundo a tradição do HAṬHA-YOGA, o processo de transformação do YOGIN se dá pelo despertar da KUṆḌALINĪ adormecida, que deve então ser conduzida gradualmente pela SUṢUMṆĀ por meio dos vários CAKRAs (aqui indicados como lótus), perfurando ou abrindo os três nós que impedem o livre fluxo de KUṆḌALINĪ.

HYP.III.3. Então o caminho vazio [ŚŪNYA-PADAVĪ] se converte na trilha real da energia vital [PRĀṆA], a mente [CITTA] fica independente [NIRĀLAMBA] e ele vence o tempo [KĀLA].

प्राणस्य शून्य-पदवी तदा राजपथायते ।
तदा चित्तं निरालम्बं तदा कालस्य वञ्चनम् ॥ ३-३ ॥

prāṇasya śūnya-padavī tadā rājapathāyate |
tadā cittaṃ nirālambaṃ tadā kālasya vañcanam || HYP.III.3 ||

HYP.III.4. Aquela que é muito graciosa [SUṢUMṆĀ], o caminho vazio [ŚŪNYA-PADAVĪ], a abertura de BRAHMAN [BRAHMA-RANDHRA], o grande caminho [MAHĀPATHA], o lugar de cremação [ŚMAŚĀNA], a companheira do benevolente [ŚĀMBHAVĪ], o caminho do meio [MADHYA-MĀRGA], são nomes de uma só coisa.

सुषुम्णा शून्य-पदवी ब्रह्म-रन्ध्रः महापथः ।
श्मशानं शाम्भवी मध्य-मार्गश्चेत्येक-वाचकाः ॥ ३-४ ॥

suṣumṇā śūnya-padavī brahma-randhraḥ mahāpathaḥ |
śmaśānaṃ śāmbhavī madhya-mārgaś cety eka-vācakāḥ || HYP.III.4 ||

COMENTÁRIO: Este parágrafo indica vários modos diferentes de se fazer menção à SUṢUMṆĀ. Há alguns dos "sinônimos" que não são exatamente nomes de SUṢUMṆĀ, como a abertura de BRAHMAN (BRAHMA-RANDHRA), que é considerado o ponto no topo da cabeça onde termina a SUṢUMṆĀ; o lugar de cremação (ŚMAŚĀNA), que simboliza o BRAHMARANDHRA; DURGĀ, a companheira ou o poder (ŚAKTI) do benevolente [ŚĀMBHAVĪ], uma palavra que vem de ŚAMBHU (o benevolente), um dos nomes de ŚIVA, um nome que se costuma aplicar à própria KUṆḌALINĪ, mas não à SUṢUMṆĀ.

3.1 As tampas ou MUDRĀs

HYP.III.5. Portanto, todos se entusiasmam em despertar a Governante [ĪŚVARĪ], que está adormecida na boca da entrada de BRAHMAN, dedicando-se à prática dos tampamentos [MUDRĀs].

तस्मात्सर्व-प्रयत्नेन प्रबोधयितुमीश्वरीम् ।
ब्रह्म-द्वार-मुखे सुप्तां मुद्राभ्यासं समाचरेत् ॥ ३-५ ॥

tasmāt sarva-prayatnena prabodhayitum īśvarīm |
brahma-dvāra-mukhe suptāṃ mudrābhyāsaṃ samācaret || HYP.III.5 ||

COMENTÁRIO: ĪŚVARĪ, a Governante, é um nome respeitoso para a Deusa. A palavra MUDRĀ pode significar um carimbo ou sinete, um anel com um símbolo em alto relevo, a marca impressa por um sinete, uma moeda ou medalha em alto relevo, uma autorização ou passaporte; e pode também significar fechamento (como quando se fecham os lábios ou a boca), uma rolha ou tampa, uma cobertura, um fecho, um lacre. O primeiro grupo de significados está associado ao uso de MUDRĀ para representar um conjunto de gestos especiais feitos com as mãos, utilizados tanto no TANTRA quanto na dança indiana. O segundo grupo de significados está associado ao uso da mesma palavra no HAṬHA-YOGA para indicar certos "fechos" ou "tampas".

HYP.III.6. MAHĀ-MUDRĀ, MAHĀ-BANDHA, MAHĀ-VEDHA, KHECARĪ, UḌḌĪYĀNA-BANDHA, MŪLA-BANDHA, JĀLANDHARA--BANDHA.

महामुद्रा महाबन्धो महावेधश्च खेचरी ।
उड्डीयानं मूलबन्धश्च बन्धो जालन्धराभिधः ॥ ३-६ ॥

mahāmudrā mahābandho mahāvedhaś ca khecarī |
uḍḍīyānaṃ mūlabandhaś ca bandho jālandharābhidhaḥ || HYP.III.6 ||

HYP.III.7. VIPARĪTA-KARAṆĪ, VAJROLĪ, ŚAKTI-CĀLANA. Essas dez MUDRĀs destroem a velhice e a morte.

करणी विपरीताख्या वज्रोली शक्ति-चालनम् ।
इदं हि मुद्रा-दशकं जरा-मरण-नाशनम् ॥ ३-७ ॥

karaṇī viparītākhyā vajrolī śakti-cālanam |
idaṃ hi mudrā-daśakaṃ jarā-maraṇa-nāśanam || HYP.III.7 ||

HYP.III.8. [Essas dez MUDRĀs] foram ensinadas pelo Protetor Primordial [ĀDI-NĀTHA] e proporcionam os oito poderes [ĪŚVARYA] divinos. Elas são apreciadas por todos os SIDDHAs; são difíceis de atingir até mesmo pelas divindades do vento [MARUTs].

आदिनाथोदितं दिव्यमष्टैश्वर्य-प्रदायकम् ।
वल्लभं सर्व-सिद्धानां दुर्लभं मरुतामपि ॥ ३-८ ॥

ādināthoditaṃ divyam aṣṭaiśvarya-pradāyakam |
vallabhaṃ sarva-siddhānāṃ durlabhaṃ marutām api || HYP.III.8 ||

COMENTÁRIO: O Protetor Primordial do HAṬHA-YOGA é ŚIVA. Os oito poderes divinos são AṆIMĀ (tornar-se minúsculo), MAHIMĀ (tornar-se imenso), LAGHIMĀ (tornar-se muito leve), GARIMĀ (tornar-se muito pesado), PRĀPTI (atingir qualquer lugar), PRĀKĀMYA (desejo irresistível), VAŚITVA (vontade irresistível), IŚITVA (supremacia divina). Há outras listas diferentes de poderes obtidos pelo YOGA, mas esses são os mais comuns. Os MARUTs são divindades (DEVAs) relacionadas ao vento e às tempestades, representados com armas douradas (raios).

HYP.III.9. [Essas dez MUDRĀs] devem ser mantidas cuidadosamente em segredo, como uma caixa de joias. Realmente, não se fala a ninguém a respeito de sexo com uma mulher de família [KULA].

गोपनीयं प्रयत्नेन यथा रत्न-करण्डकम् ।
कस्यचिन्नैव वक्तव्यं कुल-स्त्री-सुरतं यथा ॥ ३-९ ॥

gopanīyaṃ prayatnena yathā ratna-karaṇḍakam |
kasyacin naiva vaktavyaṃ kula-strī-surataṃ yathā || HYP.III.9 ||

COMENTÁRIO: KULA (família) pode ter um duplo sentido aqui. Geralmente, os tradutores entendem esta última frase como se ela se referisse a um relacionamento extraconjugal que deve ser mantido em segredo, quando a mulher pertence a uma família respeitável. No entanto, no TANTRA, KULA significa o grupo de adeptos, entre os quais podem ser realizadas práticas de natureza sexual.

HYP.III.10. Agora, o grande tampamento [MAHĀ-MUDRĀ]. O calcanhar esquerdo é pressionado contra o períneo [YONI], a perna direita é esticada, segurando o pé com as duas mãos.

अथ महा-मुद्रा
पाद-मूलेन वामेन योनिं सम्पीड्य दक्षिणाम् ।
प्रसारितं पदं कृत्वा कराभ्यां धारयेद्दृढम् ॥ ३-१० ॥

atha mahā-mudrā
pāda-mūlena vāmena yoniṃ sampīḍya dakṣiṇām |
prasāritaṃ padaṃ kṛtvā karābhyāṃ dhārayed dṛḍham || HYP.III.10 ||

HYP.III.11. O pescoço é contraído, ele deve concentrar a força vital [VĀYU] e enviá-la para cima, assim como uma serpente atingida com um bastão se torna como um bastão, [...]

कण्ठे बन्धं समारोप्य धारयेद्वायुमूर्ध्वतः ।
यथा दण्ड-हतः सर्पो दण्डाकारः प्रजायते ॥ ३-११ ॥

kaṇṭhe bandhaṃ samāropya dhārayed vāyum ūrdhvataḥ |
yathā daṇḍa-hataḥ sarpo daṇḍākāraḥ prajāyate || HYP.III.11 ||

HYP.III.12. [...] da mesma forma, a poderosa [ŚAKTI] enrolada [KUṆḌALĪ] também fica [ela se estica] imediatamente. Então, as duas outras cavidades [DVI-PUṬA] ficam em um estado sem vida.

ऋज्वीभूता तथा शक्तिः कुण्डली सहसा भवेत् ।
तदा सा मरणावस्था जायते द्विपुटाश्रया ॥ ३-१२ ॥

ṛjvībhūtā tathā śaktiḥ kuṇḍalī sahasā bhavet |
tadā sā maraṇāvasthā jāyate dvipuṭāśrayā || HYP.III.12 ||

COMENTÁRIO: As outras duas cavidades indicam IDA e PINGALA. Nessa prática, as NĀḌĪs IDĀ e PIṄGALĀ não são ativadas, a força vital (PRĀṆA) é enviada apenas através de SUṢUMṆĀ, por isso elas permanecem sem vida.

HYP.III.13. Então, ele deve exalar muito vagarosamente, nunca depressa. Assim MAHĀ-MUDRĀ é descrita pelos que atingiram o poder último [VIBUDHOTTAMĀ].

ततः शनैः शनैरेव रेचयेन्नैव वेगतः ।
महा-मुद्रां च तेनैव वदन्ति विबुधोत्तमाः ॥ ३-१३ ॥

tataḥ śanaiḥ śanair eva recayen naiva vegataḥ |
mahā-mudrāṃ ca tenaiva vadanti vibudhottamāḥ || HYP.III.13 ||

HYP.III.14. Este grande tampamento [MAHĀ-MUDRĀ] foi demonstrado pelos grandes SIDDHAs. Ele elimina os grandes problemas [MAHĀ-KLEŚA], desequilíbrios dos humores [DOṢAs], a morte e os outros [malefícios]. Por isso, é chamada realmente de MAHĀ-MUDRĀ pelos que atingiram o poder último [VIBUDHOTTAMĀ].

इयं खलु महामुद्रा महा-सिद्धैः प्रदर्शिता ।
महा-क्लेशादयो दोषाः क्षीयन्ते मरणादयः ।
महा-मुद्रां च तेनैव वदन्ति विबुधोत्तमाः ॥ ३-१४ ॥

iyaṃ khalu mahāmudrā mahā-siddhaiḥ pradarśitā |
mahā-kleśādayo doṣāḥ kṣīyante maraṇādayaḥ |
mahā-mudrāṃ ca tenaiva vadanti vibudhottamāḥ || HYP.III.14 ||

COMENTÁRIO: Os SIDDHAs são aqueles que atingiram a perfeição, ou obtiveram os poderes sobrenaturais (SIDDHI) produzidos pelo YOGA. Pode-se considerar que a expressão VIBUDHOTTAMĀ tem o mesmo significado. Os grandes problemas (MAHĀ-KLEŚA) são normalmente descritos sendo cinco: AVIDYĀ, que é a falta de sabedoria; ASMITĀ, estar voltado para si mesmo, ou egoísmo; RĀGA, desejo; DVEṢA, aversão; e ABHINIVEŚA, estar preso à vida.

HYP.III.15. Depois de haver praticado com a Lua [CANDRA], deve-se praticar novamente pelo Sol [SŪRYA]. Ele deve interromper depois de haver praticado igual número de vezes [com cada lado] essa MUDRĀ.

चन्द्राङ्गे तु समभ्यस्य सूर्याङ्गे पुनरभ्यसेत् ।
यावत्-तुल्या भवेत्सङ्ख्या ततो मुद्रां विसर्जयेत् ॥ ३-१५ ॥

candrāṅge tu samabhyasya sūryāṅge punar abhyaset |
yāvat-tulyā bhavet saṅkhyā tato mudrāṃ visarjayet || HYP.III.15 ||

COMENTÁRIO: A prática deve consistir em igual número de exercícios utilizando-se o lado esquerdo (associado à Lua) e o direito (associado ao Sol).

HYP.III.16. Não há nada saudável ou nocivo, com sabor ou sem sabor; ele pode digerir e desfrutar do veneno [VIṢA] mais terrível como se fosse um néctar [PĪYŪṢA].

न हि पथ्यमपथ्यं वा रसाः सर्वेऽपि नीरसाः ।
अपि भुक्तं विषं घोरं पीयूषमपि जीर्यति ॥ ३-१६ ॥

na hi pathyam apathyaṃ vā rasāḥ sarve'pi nīrasāḥ |
api bhuktaṃ viṣaṃ ghoraṃ pīyūṣam api jīryati || HYP.III.16 ||

COMENTÁRIO: Na mitologia indiana, os DEVAs e os ASURAs agitam o oceano girando uma montanha, para produzir o néctar da imortalidade, chamado PĪYŪṢA. Antes do surgimento do néctar, surge um veneno que ameaça destruir todo o universo e é tragado por ŚIVA, que o mantém em seu pescoço, sem engoli-lo. O parágrafo anterior faz alusão a esse mito.

HYP.III.17. Tuberculose, lepra, constipação, inchaço dos órgãos, indigestão e tudo o que vem do desequilíbrio dos humores corporais é destruído por aquele que pratica MAHĀ-MUDRĀ.

क्षय-कुष्ठ-गुदावर्त-गुल्माजीर्ण-पुरोगमाः ।
तस्य दोषाः क्षयं यान्ति महामुद्रां तु योऽभ्यसेत् ॥ ३-१७ ॥

kṣaya-kuṣṭha-gudāvarta-gulmājīrṇa-purogamāḥ |
tasya doṣāḥ kṣayaṃ yānti mahāmudrāṃ tu yo'bhyaset || HYP.III.17 ||

HYP.III.18. Diz-se que MAHĀ-MUDRĀ dá grandes poderes aos homens. Ela deve ser mantida cuidadosamente em segredo, não deve ser dada a qualquer um.

कथितेयं महामुद्रा महा-सिद्धि-करा नृणाम् ।
गोपनीया प्रयत्नेन न देया यस्य कस्यचित् ॥ ३-१८ ॥

kathiteyaṃ mahāmudrā mahā-siddhi-karā nṛṇām |
gopanīyā prayatnena na deyā yasya kasyacit || HYP.III.18 ||

HYP.III.19. Agora, a grande contração [MAHĀ-BANDHA]. Colocar o calcanhar do pé esquerdo na região do períneo [YONI-STHĀNA], e o pé direito sobre a coxa esquerda.

अथ महा-बन्धः
पार्ष्णिं वामस्य पादस्य योनि-स्थाने नियोजयेत् ।
वामोरूपरि संस्थाप्य दक्षिणं चरणं तथा ॥ ३-१९ ॥

atha mahā-bandhaḥ
pārṣṇiṃ vāmasya pādasya yoni-sthāne niyojayet |
vāmorūpari saṃsthāpya dakṣiṇaṃ caraṇaṃ tathā || HYP.III.19 ||

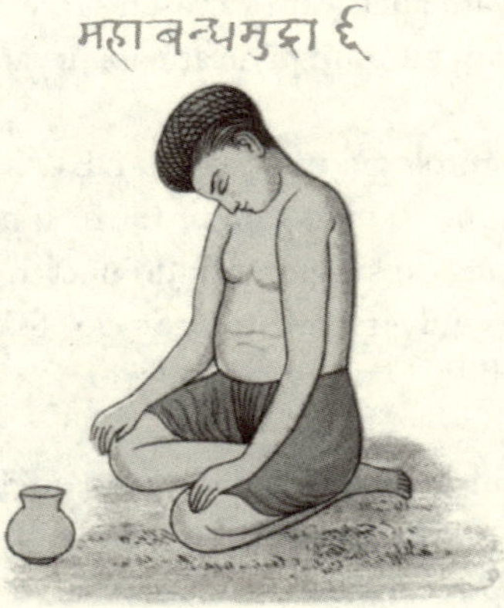

MAHĀ-BANDHA

HYP.III.20. Depois de inalar o vento [VĀYU] para o coração [HṚDAYA], fixar o queixo. Comprimir o vento [VĀYU] e fixar a mente [MANAS] no caminho do meio.

पूरयित्वा ततो वायुं हृदये चुबुकं दृढम् ।
निष्पीड्यं वायुमाकुञ्च्य मनो-मध्ये नियोजयेत् ॥ ३-२० ॥

pūrayitvā tato vāyuṃ hṛdaye cubukaṃ dṛḍham |
niṣpīḍyaṃ vāyum ākuñcya mano-madhye niyojayet || HYP.III.20 ||

COMENTÁRIO: A tradução usual deste parágrafo indica que se inala o alento vital e se fixa o queixo no peito (ou seja, utiliza-se JĀLANDHARA-BANDHA); mas a palavra HṚDAYA não significa peito, mas coração; e não se pode colocar o queixo no coração. Assim, a interpretação deve ser que o alento vital é primeiramente concentrado no CAKRA do coração, que é também o lugar onde a tradição indiana localiza a mente (MANAS). Depois, o alento vital e a mente devem se concentrar no caminho do meio, ou seja, na SUṢUMṆĀ.

HYP.III.21. Depois de reter, de acordo com sua capacidade, ele deve exalar o ar [ANILA] gradualmente. Ele deve praticar do lado esquerdo e também do lado direito repetidamente.

धारयित्वा यथा-शक्ति रेचयेदनिलं शनैः ।
सव्याङ्गे तु समभ्यस्य दक्षाङ्गे पुनरभ्यसेत् ॥ ३-२१ ॥

dhārayitvā yathā-śakti recayed anilaṃ śanaiḥ |
savyāṅge tu samabhyasya dakṣāṅge punar abhyaset || HYP.III.21 ||

HYP.III.22. Mas com relação a isso, alguns têm a opinião de que a contração [BANDHA] da garganta [KAṆṬHA] deve ser omitida. Recomendam que se faça uma contração [BANDHA] com a língua [JIHVA] colocada junto aos incisivos.

मतमत्र तु केषांचित्कण्ठ-बन्धं विवर्जयेत् ।
राज-दन्त-स्थ-जिह्वाया बन्धः शस्तो भवेदिति ॥ ३-२२ ॥

matam atra tu keṣāṃcit kaṇṭha-bandhaṃ vivarjayet |
rāja-danta-stha-jihvāyā bandhaḥ śasto bhaved iti || HYP.III.22 ||

COMENTÁRIO: Em vez de praticar JĀLANDHARA-BANDHA, pode-se utilizar JIHVĀ-BANDHA, colocando a língua no céu da boca, com sua ponta encostada na base dos incisivos superiores.

HYP.III.23. Isso realmente interrompe o movimento para cima em todas as NĀḌĪS. Certamente, MAHĀ-BANDHA produz os grandes poderes [SIDDHIs].

अयं तु सर्व-नाडीनामूर्ध्वं गति-निरोधकः ।
अयं खलु महा-बन्धो महा-सिद्धि-प्रदायकः ॥ ३-२३ ॥

ayaṃ tu sarva-nāḍīnām ūrdhvaṃ gati-nirodhakaḥ |
ayaṃ khalu mahā-bandho mahā-siddhi-pradāyakaḥ || HYP.III.23 ||

COMENTÁRIO: Interrompe o fluxo para cima da energia vital em todas as NĀḌĪS, exceto SUṢUMṆĀ.

HYP.III.24. Este MAHĀ-BANDHA libera efetivamente do laço do tempo [KĀLA]. Segue-se a união das três correntezas [TRIVEṆĪ] e a mente [MANAS] atinge KEDĀRA.

काल-पाश-महा-बन्ध-विमोचन-विचक्षणः ।
त्रिवेणी-सङ्गमं धत्ते केदारं प्रापयेन्मनः ॥ ३-२४ ॥

kāla-pāśa-mahā-bandha-vimocana-vicakṣaṇaḥ |
triveṇī-saṅgamaṃ dhatte kedāraṃ prāpayen manaḥ || HYP.III.24 ||

COMENTÁRIO: Libertar-se do laço do tempo significa libertar-se da velhice e da morte. A união das três correntezas é interpretada como a união das três NĀḌĪs principais, que ocorre no ĀJÑĀ-CAKRA. KEDĀRA é uma montanha no Himalaia onde ŚIVA reside. A morada de ŚIVA é interpretada simbolicamente como a região entre as sobrancelhas. Portanto, a mente se concentra no ĀJÑĀ-CAKRA.

HYP.III.25. Assim como a beleza e o encanto de uma mulher [STRĪ] sem um homem [PURUṢA], MAHĀ-MUDRĀ e MAHĀ-BANDHA são estéreis sem VEDHA.

रूप-लावण्य-सम्पन्ना यथा स्त्री पुरुषं विना ।
महा-मुद्रा-महा-बन्धौ निष्फलौ वेध-वर्जितौ ॥ ३-२५ ॥

rūpa-lāvaṇya-sampannā yathā strī puruṣaṃ vinā |
mahā-mudrā-mahā-bandhau niṣphalau vedha-varjitau || HYP.III.25 ||

COMENTÁRIO: Este parágrafo introduz a importância de um novo tipo de MUDRĀ: e MAHĀ-VEDHA, ou "grande perfuração", sem a qual, de acordo com o texto, MAHĀ-MUDRĀ e MAHĀ-BANDHA não produzem frutos.

HYP.III.26. Agora, MAHĀ-VEDHA. Na postura de MAHĀ-BANDHA, o YOGIN faz uma inalação com a atenção concentrada em um ponto [EKA-DHĪ]. O fluxo de VĀYU é interrompido, e ele fecha a MUDRĀ da garganta [KAṆṬHA-MUDRĀ].

अथ महा-वेधः
महा-बन्ध-स्थितो योगी कृत्वा पूरकमेक-धीः ।
वायूनां गतिमावृत्य निभृतं कण्ठ-मुद्रया ॥ ३-२६ ॥

atha mahā-vedhaḥ
mahā-bandha-sthito yogī kṛtvā pūrakam eka-dhīḥ |
vāyūnāṃ gatim āvṛtya nibhṛtaṃ kaṇṭha-mudrayā || HYP.III.26 ||

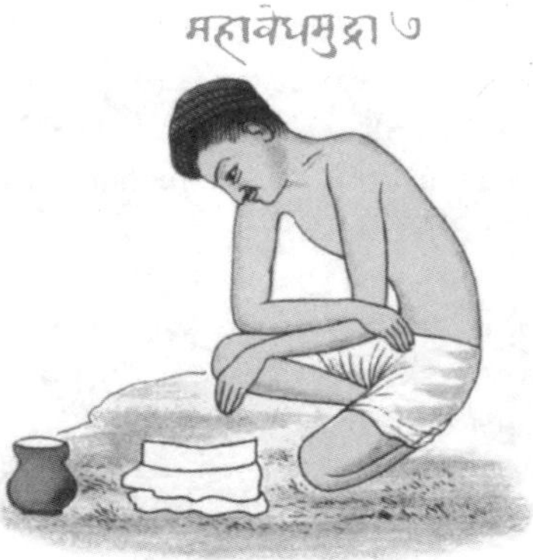

MAHĀ-VEDHA

COMENTÁRIO: KAṆṬHA-MUDRĀ significa a mesma coisa que JĀLANDHARA-BANDHA.

HYP.III.27. Segurando-se com as mãos paralelas sobre o solo, ele deve bater suavemente as nádegas. VĀYU sai dos dois orifícios e perfura o do meio.

सम-हस्त-युगो भूमौ स्फिचौ सनाडयेच्छनैः ।
पुट-द्वयमतिक्रम्य वायुः स्फुरति मध्यगः ॥ ३-२७ ॥

sama-hasta-yugo bhūmau sphicau sanāḍayec chanaiḥ |
puṭa-dvayam atikramya vāyuḥ sphurati madhyagaḥ || HYP.III.27 ||

COMENTÁRIO: Nesta prática, adotando a posição de MAHĀ-BANDHA como foi explicado no parágrafo anterior, colocam-se as duas mãos no chão e ergue-se o corpo todo, batendo as nádegas no chão, sem muita força (suavemente), mantendo KHUMBAKA. O poder vital sai das duas NĀḌĪs laterais e penetra na SUṢUMṆĀ.

HYP.III.28. Nasce a união entre Lua [SOMA], Sol [SŪRYA] e Fogo [ĀGNI] e se obtém a imortalidade [AMṚTĀ]. Quando surgir o estado de morte [MṚTĀVASTHA], então ele deve expirar a força vital [VĀYU].

सोम-सूर्याग्नि-सम्बन्धो जायते चामृताय वै ।
मृतावस्था समुत्पन्ना ततो वायुं विरेचयेत् ॥ ३-२८ ॥

soma-sūryāgni-sambandho jāyate cāmṛtāya vai |
mṛtāvasthā samutpannā tato vāyuṃ virecayet || HYP.III.28 ||

COMENTÁRIO: A palavra SOMA pode representar a Lua e também a bebida utilizada em diversos rituais sagrados no período dos Vedas. A união de Sol, Lua e Fogo corresponde à união de IDĀ, PIṄGALĀ e SUṢUMṆĀ. Interpreta-se o "estado de morte" como aquele no qual cessou a circulação do poder vital em IDĀ e PIṄGALĀ.

HYP.III.29. Pela prática de MAHĀ-VEDHA são obtidos grandes poderes [SIDDHIs]. Ela impede as rugas, cabelo branco e tremores, sendo praticada pelos melhores adeptos [SĀDHAKAs].

महा-वेधोऽयमभ्यासान्महा-सिद्धि-प्रदायकः ।
वली-पलित-वेप-घ्नः सेव्यते साधकोत्तमैः ॥ ३-२९ ॥

mahā-vedho'yam abhyāsān mahā-siddhi-pradāyakaḥ |
valī-palita-vepa-ghnaḥ sevyate sādhakottamaiḥ || HYP.III.29 ||

COMENTÁRIO: Um SĀDHAKA é aquele que segue uma SĀDHANA ou caminho espiritual.

HYP.III.30. Esses são os três grandes segredos que superam a velhice e a morte. Fortalecem certamente o fogo digestivo [VAHNI] e controlam os poderes naturais [GUṆAs], propocionando tornar-se minúsculo [AṆIMĀ] e os outros.

एतत्त्रयं महा-गुह्यं जरा-मृत्यु-विनाशनम् ।
वह्नि-वृद्धि-करं चैव ह्यणिमादि-गुण-प्रदम् ॥ ३-३० ॥

etat trayaṃ mahā-guhyaṃ jarā-mṛtyu-vināśanam |
vahni-vṛddhi-karaṃ caiva hy aṇimādi-guṇa-pradam || HYP.III.30 ||

COMENTÁRIO: Os poderes sobrenaturais [SIDDHIs], como o de se tornar minúsculo, já foram descritos anteriormente (ver **HYP.III.8**).

HYP.III.31. Devem ser realizados oito vezes, a cada três horas, todos os dias. Isso produz um acúmulo de virtudes [PUṆYA] e destrói uma grande quantidade de pecados [PĀPA]. Aquele que é instruído [ŚIKṢĀVAT] de forma correta fará esse primeiro caminho espiritual [SĀDHANA] lentamente.

अष्टधा क्रियते चैव यामे यामे दिने दिने ।
पुण्य-संभार-सन्धाय पापौघ-भिदुरं सदा ।
सम्यक्-शिक्षावतामेवं स्वल्पं प्रथम-साधनम् ॥ ३-३१ ॥

aṣṭadhā kriyate caiva yāme yāme dine dine |
puṇya-saṃbhāra-sandhāya pāpaugha-bhiduraṃ sadā |
samyak-śikṣāvatām evaṃ svalpaṃ prathama-sādhanam || HYP.III.31 ||

COMENTÁRIO: O objetivo de todo caminho espiritual, segundo a tradição indiana, não é acumular méritos (KARMAN positivo) e eliminar pecados (KARMAN negativo), mas se livrar de todo tipo de KARMAN, para evitar o ciclo de renascimentos. No entanto, em uma primeira etapa do caminho espiritual, é válido acumular mérito. Segundo o texto, esse conjunto de três MUDRĀs deve ser praticado de forma gradual (sem exagerar de cada vez), porém mantendo uma regularidade (de três em três horas, todos os dias). O texto enfatiza também, sempre, a importância de que o praticante tenha recebido uma instrução correta, de um mestre. Sem ser bem instruído (sem receber aquilo que um discípulo ou ŚIKṢA recebe de um GURU), ele pode sofrer graves desequilíbrios físicos.

HYP.III.32. Agora, KHECARĪ. A língua [JIHVA] vai para trás e entra na caverna do crânio [KAPĀLA]. O olhar vai para o meio das sobrancelhas, formando-se o tampamento [MUDRĀ] de KHECARĪ.

अथ खेचरी
कपाल-कुहरे जिह्वा प्रविष्टा विपरीतगा ।
भ्रुवोरन्तर्गता दृष्टिर्मुद्रा भवति खेचरी ॥ ३-३२ ॥

atha khecarī
kapāla-kuhare jihvā praviṣṭā viparītagā |
bhruvor antargatā dṛṣṭir mudrā bhavati khecarī || HYP.III.32 ||

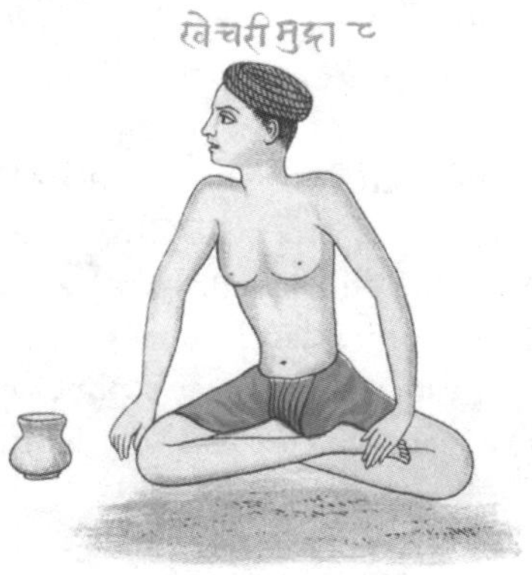

KHECARĪ-MUDRĀ

COMENTÁRIO: O nome KHECARĪ vem de KHECARA, que significa voar ou se mover no ar. Essa palavra vem de KHA, cavidade. Assim, o nome dessa prática poderia ser traduzido como o tampamento do voo ou da cavidade. Ver HYP.III.41, onde o nome é explicado.

HYP.III.33. Cortar, sacudir e ordenhar o frênulo da língua para torná-la longa. Quando ela pode ser levada até tocar o meio das sobrancelhas, então se atinge a perfeição [SIDDHI] de KHECARĪ.

छेदन-चालन-दोहैः कलां क्रमेणाथ वर्धयेत्तावत् ।
सा यावद्भ्रू-मध्यं स्पृशति तदा खेचरी-सिद्धिः ॥ ३-३३ ॥

chedana-cālana-dohaiḥ kalāṃ krameṇātha vardhayet tāvat |
sā yāvad bhrū-madhyaṃ spṛśati tadā khecarī-siddhiḥ || HYP.III.33 ||

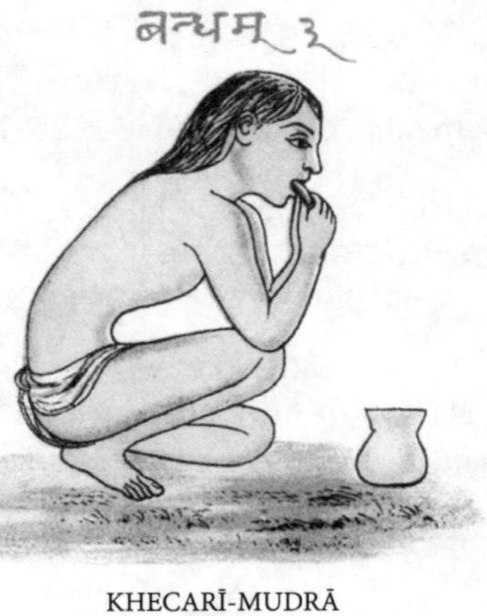

KHECARĪ-MUDRĀ

COMENTÁRIO: A prática perfeita de KHECARĪ-MUDRĀ exige uma língua muito longa. Para conseguir isso, o YOGIN vai cortando gradualmente o frênulo da língua (que a prende à base da boca), além de torcê-la e de massageá-la como se estivesse ordenhando uma teta de vaca. Quando a língua está solta e pode ser esticada até tocar o ponto entre as sobrancelhas, ela está preparada para a realização de KHECARĪ-MUDRĀ.

HYP.III.34. Usa-se uma lâmina muito afiada e limpa, como uma folha de SNUHĪ. Ele cortará [o frênulo] com isso, com a espessura de um cabelo.

स्नुही-पत्र-निभं शस्त्रं सुतीक्ष्णं स्निग्ध-निर्मलम् ।
समादाय ततस्तेन रोम-मात्रं समुच्छिनेत् ॥ ३-३४ ॥

snuhī-patra-nibhaṃ śastraṃ sutīkṣṇaṃ snigdha-nirmalam |
samādāya tatas tena roma-mātraṃ samucchinet || HYP.III.34 ||

COMENTÁRIO: A planta indiana SNUHĪ tem o nome científico de *Euphorbia antiquorum*. Sai dela um líquido esbranquiçado utilizado na medicina indiana para produzir vômito, vindo daí o seu nome (SNUHĪ vem de SNUH, que é vomitar). Todas as plantas do gênero *Euphorbia* produzem um suco leitoso (semelhante ao látex da seringueira) com propriedades tóxicas. A *Euphorbia antiquorum* é um tipo de cacto que pode crescer até vários metros de altura, e tem pequenas folhas. As folhas são poucas, aparecem nas bordas do cacto. São compridas, bordas arredondadas, mas possuem uma ponta. Caem rapidamente. O tamanho mais comum é de 5 cm de comprimento por 1 cm a 2 cm de largura. Esse vegetal tem vários outros nomes em sânscrito. Pode também ser chamado de VAJRAKAṆṬA (que significa, literalmente, a borda do raio), e TRIDHĀRĀ (aquela que tem três correntezas, uma denominação associada ao rio GAṄGĀ). No ĀYURVEDA, a planta é usada para muitas finalidades, como excessos de KAPHA, VĀTA, doenças de pele, constipação, artrite, reumatismo, doenças nervosas, dores de ouvido, úlceras, asma, feridas etc. O látex dessa planta é usado como veneno para peixes.

HYP.III.35. Então ele deve esfregar [o corte] com mirobálano [PATHYA] e sal de rocha em pó. Depois de sete dias, deve de novo cortar a espessura de um fio de cabelo.

ततः सैन्धव-पथ्याभ्यां चूर्णिताभ्यां प्रघर्षयेत् ।
पुनः सप्त-दिने प्राप्ते रोम-मात्रं समुच्छिनेत् ॥ ३-३५ ॥

tataḥ saindhava-pathyābhyāṃ cūrṇitābhyāṃ pragharṣayet |
punaḥ sapta-dine prāpte roma-mātraṃ samucchinet || HYP.III.35 ||

COMENTÁRIO: PATHYA é o nome de uma planta também chamada HARĪTAKĪ (noz de tinta) cujo nome científico é *Terminalia chebula*. A partir de seu fruto extrai-se uma tintura amarela. Um dos usos do fruto em ĀYURVEDA é curar feridas. É também usado em gargarejos contra inflamação da mucosa da boca. Este parágrafo e o anterior indicam que o processo de alongar a língua é muito lento e cuidadoso, cortando muito pouco, de sete em sete dias, e tomando o cuidado de tratar o corte.

HYP.III.36. O YOGIN deve praticar isso constantemente e gradualmente por seis meses. Depois de seis meses, a raiz da língua [frênulo] terá sido completamente eliminada.

एवं क्रमेण षण्-मासं नित्यं युक्तः समाचरेत् ।
षण्मासाद्रसना-मूल-शिरा-बन्धः प्रणश्यति ॥ ३-३६ ॥

evaṃ krameṇa ṣaṇ-māsaṃ nityaṃ yuktaḥ samācaret |
ṣaṇmāsād rasanā-mūla-śirā-bandhaḥ praṇaśyati || HYP.III.36 ||

HYP.III.37. Ele deve introduzir a língua virada para trás no caminho triplo [TRIPATHA]. Isto é KHECARĪ-MUDRĀ, chamado de VYOMA--CAKRA [roda do espaço vazio].

कलां पराङ्मुखीं कृत्वा त्रिपथे परियोजयेत् ।
सा भवेत्खेचरी मुद्रा व्योम-चक्रं तदुच्यते ॥ ३-३७ ॥

kalāṃ parāṅmukhīṃ kṛtvā tripathe pariyojayet |
sā bhavet khecarī mudrā vyoma-cakraṃ tad ucyate || HYP.III.37 ||

COMENTÁRIO: TRIPATHA, ou caminho triplo, é a fusão das três principais NĀḌĪS, IḌĀ, PIṄGALĀ e SUṢUMṆĀ, uma união que se considera ocorrer no ĀJÑĀ CAKRA. Nessa prática, a língua, que já foi alongada e cortada, é voltada para dentro, atingindo a cavidade interna, aqui denominada VYOMA-CAKRA. A palavra VYOMA significa espaço vazio ou céu. O VYOMA-CAKRA, também chamado ĀKĀŚA CAKRA (ou seja, o CAKRA do éter ou do espaço), aparece no sistema de nove CAKRAs descrito em obras como o SAUBHĀGYA-LAKṢMĪ-UPANIṢAD. Nesse sistema, o VYOMA-CAKRA é o último, acima de BRAHMARANDHRA, e é descrito como um lótus de 16 pétalas.

HYP.III.38. Quando consegue manter a língua para cima, como foi indicado, por meio KṢAṆA, o YOGIN se livra do veneno, e também da doença, da velhice, da morte e dos outros.

रसनामूर्ध्वगां कृत्वा क्षणार्धमपि तिष्ठति ।
विषैर्विमुच्यते योगी व्याधि-मृत्यु-जरादिभिः ॥ ३-३८ ॥

rasanām ūrdhvagāṃ kṛtvā kṣaṇārdham api tiṣṭhati |
viṣair vimucyate yogī vyādhi-mṛtyu-jarādibhiḥ || HYP.III.38 ||

COMENTÁRIO: KṢAṆA é uma medida de tempo que corresponde ao dia dividido em 30 partes. Portanto, meio KṢAṆA equivale a 24 minutos. Mas a mesma palavra pode também significar um instante, um piscar de olhos.

HYP.III.39. Nem doença, nem morte, nem preguiça, nem sonho, nem fome, nem sede, nem ilusão existem para aquele que conhece KHECARĪ-MUDRĀ.

न रोगो मरणं तन्द्रा न निद्रा न क्षुधा तृषा ।
न च मूर्च्छा भवेत्तस्य यो मुद्रां वेत्ति खेचरीम् ॥ ३-३९ ॥

na rogo maraṇaṃ tandrā na nidrā na kṣudhā tṛṣā |
na ca mūrcchā bhavet tasya yo mudrāṃ vetti khecarīm || HYP.III.39 ||

HYP.III.40. Ele não é afetado por doenças, pelas impurezas, nem pelas ações. Aquele que conhece KHECARĪ-MUDRĀ não é aprisionado pela morte.

पीड्यते न स रोगेण लिप्यते न च कर्मणा ।
बाध्यते न स कालेन यो मुद्रां वेत्ति खेचरीम् ॥ ३-४० ॥

pīḍyate na sa rogeṇa lipyate na ca karmaṇā |
bādhyate na sa kālena yo mudrāṃ vetti khecarīm || HYP.III.40 ||

HYP.III.41. A mente [CITTA] se move na cavidade [KHA], porque a língua entra e se move na cavidade [KHA]. Por essa razão, os SIDDHAs a descreveram com o nome de KHECARĪ-MUDRĀ.

चित्तं चरति खे यस्माज्जिह्वा चरति खे गता ।
तेनैषा खेचरी नाम मुद्रा सिद्धैर्निरूपिता ॥ ३-४१ ॥

cittaṃ carati khe yasmāj jihvā carati khe gatā |
tenaiṣā khecarī nāma mudrā siddhair nirūpitā || HYP.III.41 ||

COMENTÁRIO: A palavra KHA significa cavidade, oco, caverna, abertura, as aberturas do corpo humano (como a boca), a glote, a perfuração feita por uma flecha, o centro de uma roda onde se encaixa o seu eixo e, de modo mais genérico e abstrato, um espaço vazio, vácuo, éter, ar, céu, representando também BRAHMAN, como o Ser que preenche todo o espaço. Todos esses significados estão incluídos na palavra KHA. Note-se também que o parágrafo anterior indica dois aspectos de KHECARĪ-MUDRĀ: o aspecto físico (a posição da língua na cavidade) e o aspecto interno (a entrada da mente em KHA).

HYP.III.42. Quem fecha a cavidade do topo do palato através de KHECARĪ não deixa seu sêmen [BINDU] fluir, mesmo abraçado por uma mulher cheia de desejo.

खेचर्या मुद्रितं येन विवरं लम्बिकोर्ध्वतः ।
न तस्य क्षरते बिन्दुः कामिन्याः श्लेषितस्य च ॥ ३-४२ ॥

khecaryā mudritaṃ yena vivaraṃ lambikordhvataḥ |
na tasya kṣarate binduḥ kāminyāḥ śleṣitasya ca || HYP.III.42 ||

HYP.III.43. Mesmo se o sêmen [BINDU] sair, e atingir o círculo do YONI, ele pode ser puxado de volta para cima e absorvido pelo poder [ŚAKTI] da contração de YONI-MUDRĀ.

चलितोऽपि यदा बिन्दुः सम्प्राप्तो योनि-मण्डलम् ।
व्रजत्यूर्ध्वं हृतः शक्त्या निबद्धो योनि-मुद्रया ॥ ३-४३ ॥

calito'pi yadā binduḥ samprāpto yoni-maṇḍalam |
vrajaty ūrdhvaṃ hṛtaḥ śaktyā nibaddho yoni-mudrayā || HYP.III.43 ||

COMENTÁRIO: KHECARĪ-MUDRĀ pode ser utilizado em práticas sexuais, evitando a ejaculação, e, através de YONI-MUDRĀ (que vai ser descrito mais adiante), é possível reabsorver o sêmen. Mas essas práticas têm também outro significado. BINDU pode significar o sêmen físico (ŚUKRA ou BĪJA), mas também pode significar a energia criadora que existe no CAKRA superior. Pelo desejo sexual, essa energia superior desce para o CAKRA da base (MŪLĀDHĀRA), produzindo manifestações mais grosseiras; mas ela pode ser levada novamente para cima. A palavra YONI, por sua vez, pode representar tanto o órgão sexual feminino (vagina, útero, vulva) como a parte do corpo que inclui o ânus e os órgãos genitais do homem ou da mulher, indiferentemente. Descreve a região associada ao CAKRA da base.

HYP.III.44. Com a língua fixa, para cima, praticando beber o SOMA, em meio mês, sem dúvida, o conhecedor do YOGA vencerá a morte [MṚTYU].

ऊर्ध्व-जिह्वः स्थिरो भूत्वा सोमपानं करोति यः ।
मासार्धेन न सन्देहो मृत्युं जयति योगवित् ॥ ३-४४ ॥

ūrdhva-jihvaḥ sthiro bhūtvā somapānaṃ karoti yaḥ |
māsārdhena na sandeho mṛtyuṃ jayati yogavit || HYP.III.44 ||

COMENTÁRIO: No caso de KHECARĪ-MUDRĀ, quando se coloca a língua em TRIPATHA, o praticante recebe um elixir da imortalidade, que é aqui descrito como o SOMA. A palavra SOMA pode representar a Lua, e também a bebida sagrada utilizada em antigos rituais védicos.

HYP.III.45. Se o corpo do YOGIN for sempre preenchido pelo sêmen [KALA] do SOMA, mesmo se ele for mordido por TAKṢAKA, não será invadido por seu veneno.

नित्यं सोम-कला-पूर्णं शरीरं यस्य योगिनः ।
तक्षकेणापि दष्टस्य विषं तस्य न सर्पति ॥ ३-४५ ॥

nityaṃ soma-kalā-pūrṇaṃ śarīraṃ yasya yoginaḥ |
takṣakeṇāpi daṣṭasya viṣaṃ tasya na sarpati || HYP.III.45 ||

COMENTÁRIO: TAKṢAKA, "o cortador", é o nome de um rei das cobras (NĀGAs), mencionado no MAHĀBHĀRATA. A palavra KALA, na expressão SOMA-KALA, pode significar um tipo de som suave, melodioso, ou fraco (como um zumbido), ou um tempo correspondente a quatro unidades [mātras], ou o sêmen. Nesse caso, parece estar sendo usado como um sinônimo de BINDU.

HYP.III.46. Assim como o fogo na lenha e a chama no pavio com óleo, da mesma forma, quando está cheio do sêmen de SOMA, a vida não abandona o corpo.

इन्धनानि यथा वह्निस्तैल-वर्ति च दीपकः ।
तथा सोम-कला-पूर्णं देही देहं न मुञ्चति ॥ ३-४६ ॥

indhanāni yathā vahnis taila-varti ca dīpakaḥ |
tathā soma-kalā-pūrṇaṃ dehī dehaṃ na muñcati || HYP.III.46 ||

HYP.III.47. Se ele constantemente comer a carne de vaca [GOMĀṂSA] e beber o elixir da imortalidade [AMARA-VĀRUṆĪ], eu o considero como pertencente à família [KULA], caso contrário, como um destruidor da família [KULA].

गोमांसं भक्षयेन्नित्यं पिबेदमर-वारुणीम् ।
कुलीनं तमहं मन्ये चेतरे कुल-घातकाः ॥ ३-४७ ॥

gomāṃsaṃ bhakṣayen nityaṃ pibed amara-vāruṇīm |
kulīnaṃ tam ahaṃ manye cetare kula-ghātakāḥ || HYP.III.47 ||

COMENTÁRIO: Literalmente, GOMĀṂSA significa carne (MĀṂSA) de vaca (GO). A expressão AMARA-VĀRUṆĪ vem de AMARA, que significa imortal, imperecível; e VĀRUṆĪ, que é o nome do poder feminino (ŚAKTI) do DEVA VĀRUṆA, é também a deusa (DEVĪ) das bebidas que embriagam, assim como o nome das próprias bebidas. Evidentemente, um YOGIN não deve comer carne nem tomar bebidas alcoólicas; trata-se de indicações simbólicas, que serão explicadas nos parágrafos seguintes. Quanto à família [KULA], como já foi explicado, esse nome representa o grupo tântrico ao qual o praticante pertence.

HYP.III.48. A palavra GO indica a língua, com a qual se penetra no palato. Alimentar-se com carne de vaca [GOMĀṂSA] certamente destrói os maiores pecados.

गो-शब्देनोदिता जिह्वा तत्प्रवेशो हि तालुनि ।
गो-मांस-भक्षणं तत्तु महा-पातक-नाशनम् ॥ ३-४८ ॥

go-śabdenoditā jihvā tat praveśo hi tāluni |
go-māṃsa-bhakṣaṇaṃ tat tu mahā-pātaka-nāśanam || HYP.III.48 ||

HYP.III.49. Da penetração da língua surge realmente o fogo. O fluxo da Lua [CANDRA] é a essência, o elixir da imortalidade [AMARA-VĀRUṆĪ].

जिह्वा-प्रवेश-सम्भूत-वह्निनोत्पादितः खलु ।
चन्द्रात्स्रवति यः सारः सा स्यादमर-वारुणी ॥ ३-४९ ॥

jihvā-praveśa-sambhūta-vahninotpāditaḥ khalu |
candrāt sravati yaḥ sāraḥ sā syād amara-vāruṇī || HYP.III.49 ||

HYP.III.50. Se a língua beija continuamente o palato, flui o suco que é salgado, picante, ácido, semelhante ao leite, ao mel e à manteiga clarificada. Assim se dissolvem as doenças, chega ao fim o envelhecimento, terminam os ataques por armas cortantes, atinge-se a imortalidade e os oito poderes, atraindo mulheres perfeitas [SIDDHĀṄGANĀ].

चुम्बन्ती यदि लम्बिकाग्रमनिशं जिह्वा-रस-स्यन्दिनी
स-क्षारा कटुकाम्ल-दुग्ध-सदृशी मध्वाज्य-तुल्या तथा ।
व्याधीनां हरणं जरान्त-करणं शस्त्रागमोदीरणं
तस्य स्यादमरत्वमष्ट-गुणितं सिद्धाङ्गनाकर्षणम् ॥ ३-५० ॥

cumbantī yadi lambikāgram aniśaṃ jihvā-rasa-syandinī
sa-kṣārā kaṭukāmla-dugdha-sadṛśī madhvājya-tulyā tathā |
vyādhīnāṃ haraṇaṃ jarānta-karaṇaṃ śastrāgamodīraṇaṃ
tasya syād amaratvam aṣṭa-guṇitaṃ siddhāṅganākarṣaṇam || HYP.III.50 ||

COMENTÁRIO: O elixir da imortalidade, ou néctar lunar, é descrito aqui e em outras obras como possuindo diversos sabores diferentes. Ver GHERANDA-SAṂHITĀ III.30-32.

HYP.III.51. Obtendo pela força vital [PRĀṆA] através do HAṬHA o gotejamento da cabeça para o lótus de 16 pétalas, com a face para cima, controlando a língua [RASANA] no espaço vazio, contemplando a suprema poderosa [PARĀ-ŚAKTI], bebe a pura corrente das ondas do néctar [KALĀ], este se liberta da doença, e, como uma fibra suave de lótus, o corpo do YOGIN vive um longo tempo.

मूर्ध्नः षोडश-पत्र-पद्म-गलितं प्राणादवाप्तं हठाद्
ऊर्द्ध्वास्यो रसनां नियम्य विवरे शक्तिं परां चिन्तयन् ।
उत्कल्लोल-कला-जलं च विमलं धारामयं यः पिबेन्
निर्व्याधिः स मृणाल-कोमल-वपुर्योगी चिरं जीवति ॥ ३-५१ ॥

mūrdhnaḥ ṣoḍaśa-patra-padma-galitaṃ prāṇād avāptaṃ haṭhād
ūrdvhāsyo rasanāṃ niyamya vivare śaktiṃ parāṃ cintayan |
utkallola-kalā-jalaṃ ca vimalaṃ dhārāmayaṃ yaḥ piben
nirvyādhiḥ sa mṛṇāla-komala-vapur yogī ciraṃ jīvati || HYP.III.51 ||

COMENTÁRIO: O lótus de 16 pétalas (ṢOḌAŚA-PATRA-PADMA) é interpretado aqui como o CAKRA da garganta (VIŚUDDHA). A língua é denominada aqui RASANA, ou seja, o órgão que sente os sabores. A prática inclui uma parte interna, que é a contemplação da grande deusa em sua forma de poder supremo (PARĀ-ŚAKTI). A palavra KALĀ, aqui traduzida por néctar, pode significar sêmen e também menstruação. A expressão "com o rosto para cima" (ou, mais literalmente, com a boca para cima) pode ser interpretada seja como uma indicação da postura do praticante (em algum ĀSANA como VIPARĪTA-KARAṆĪ) ou pode indicar simplesmente que o lótus de 16 pétalas tem a sua face virada para cima, para receber as gotas de néctar.

HYP.III.52. Os sábios [SUDHĪs] dizem que a realidade [TATTVA] está localizada no centro do pico de MERU, na cavidade de onde flui a neve derretida, no topo de onde fluem os canais. A essência do corpo flui da Lua [CANDRA], e assim a morte chega para os homens. Esta é a boa prática, pois de outra forma não se obtém a perfeição [SIDDHI] do corpo [KĀYA].

यत्प्रालेयं प्रहित-सुषिरं मेरु-मूर्धान्तर-स्थं
तस्मिंस्तत्त्वं प्रवदति सुधीस्तन्-मुखं निम्नगानाम् ।
चन्द्रात्सारः स्रवति वपुषस्तेन मृत्युर्नराणां
तद्बध्नीयात्सुकरणमधो नान्यथा काय-सिद्धिः ॥ ३-५२ ॥

yat prāleyaṃ prahita-suṣiraṃ meru-mūrdhāntara-sthaṃ
tasmiṃs tattvaṃ pravadati sudhīs tan-mukhaṃ nimnagānām |
candrāt sāraḥ sravati vapuṣas tena mṛtyur narāṇāṃ
tad badhnīyāt sukaraṇam adho nānyathā kāya-siddhiḥ || HYP.III.52 ||

COMENTÁRIO: O monte MERU é uma montanha lendária em torno da qual gira o mundo, e representa também o eixo do corpo humano, o bastão de BRAHMAN (BRAHMA-DAṆḌA), cujo canal central é a SUṢUMṆĀ. O processo natural no corpo humano é a perda gradual da energia lunar, que leva à morte. Pode-se inverter esse processo pela prática de KHECARĪ-MUDRĀ.

HYP.III.53. Na cavidade [SUṢIRA] é produzida a sabedoria [JÑĀNA], pela conexão dos cinco canais [PAÑCA-SROTA]. KHECARĪ-MUDRĀ se firma nesse vazio [ŚŪNYA] puro.

सुषिरं ज्ञान-जनकं पञ्च-स्रोतः-समन्वितम् ।
तिष्ठते खेचरी मुद्रा तस्मिन्शून्ये निरञ्जने ॥ ३-५३ ॥

suṣiraṃ jñāna-janakaṃ pañca-srotaḥ-samanvitam |
tiṣṭhate khecarī mudrā tasmin śūnye nirañjane || HYP.III.53 ||

HYP.III.54. Existe uma única semente [BĪJA], que é a magia da criação, e uma só MUDRĀ, que é KHECARĪ. Há um só deus [DEVA] independente e um só estado, a mente sem mente [MANONMANĪ].

एकं सृष्टिमयं बीजमेका मुद्रा च खेचरी ।
एको देवो निरालम्ब एकावस्था मनोन्मनी ॥ ३-५४ ॥

ekaṃ sṛṣṭimayaṃ bījam ekā mudrā ca khecarī |
eko devo nirālamba ekāvasthā manonmanī || HYP.III.54 ||

3.2 As amarras ou BANDHAs

HYP.III.55. Agora, o fecho que voa para cima [UḌḌĪYĀNA-BANDHA]. Por meio desse fecho, o PRĀṆA voa para cima [UḌḌĪ] pela SUṢUMṆĀ. Por isso, os YOGINs o chamam de UḌḌĪYĀNA-BANDHA.

अथ उड्डीयान-बन्धः
बद्धो येन सुषुम्णायां प्राणस्तूड्डीयते यतः ।
तस्मादुड्डीयनाख्योऽयं योगिभिः समुदाहृतः ॥ ३-५५ ॥

atha uḍḍīyāna-bandhaḥ
baddho yena suṣumṇāyāṃ prāṇas tūḍḍīyate yataḥ |
tasmād uḍḍīyanākhyo'yaṃ yogibhiḥ samudāhṛtaḥ || HYP.III.55 ||

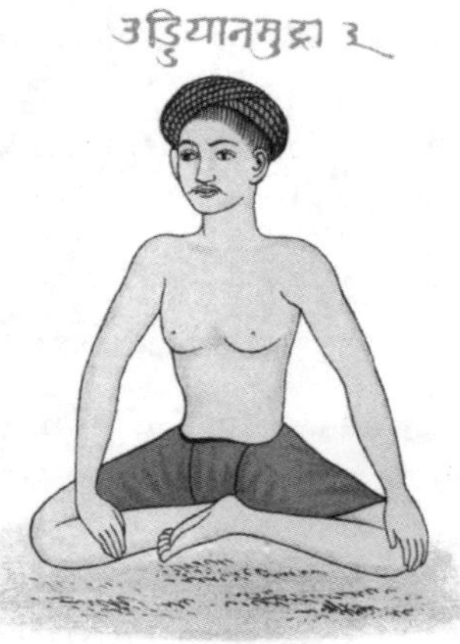

UḌḌĪYĀNA-BANDHA

HYP.III.56. Ele faz o grande pássaro [MAHĀ-KHAGA] voar constantemente para cima [UḌḌĪ], por isso esse BANDHA que voa para cima [UḌḌĪYĀNA] será explicado.

उड्डीनं कुरुते यस्मादविश्रान्तं महा-खगः ।
उड्डीयानं तदेव स्यात्तव बन्धोऽभिधीयते ॥ ३-५६ ॥

uḍḍīnaṃ kurute yasmād aviśrāntaṃ mahā-khagaḥ |
uḍḍīyānaṃ tad eva syāt tava bandho'bhidhīyate || HYP.III.56 ||

HYP.III.57. Ele deve puxar para trás o ventre, na região do umbigo. Esta UḌḌĪYĀNA-BANDHA, sem dúvida, é o leão que vence o elefante da morte.

उदरे पश्चिमं तानं नाभेरूर्ध्वं च कारयेत् ।
उड्डीयानो ह्यसौ बन्धो मृत्यु-मातङ्ग-केसरी ॥ ३-५७ ॥

udare paścimaṃ tānaṃ nābher ūrdhvaṃ ca kārayet |
uḍḍīyāno hy asau bandho mṛtyu-mātaṅga-kesarī || HYP.III.57 ||

HYP.III.58. UḌḌĪYĀNA torna-se espontâneo pelos ensinamentos do GURU. Praticando constantemente, mesmo o velho se torna jovem.

उड्डीयानं तु सहजं गुरुणा कथितं सदा ।
अभ्यसेत्सततं यस्तु वृद्धोऽपि तरुणायते ॥ ३-५८ ॥

uḍḍīyānaṃ tu sahajaṃ guruṇā kathitaṃ sadā |
abhyaset satataṃ yas tu vṛddho'pi taruṇāyate || HYP.III.58 ||

HYP.III.59. Deve-se puxar constantemente [a região] acima e abaixo do umbigo. Praticando por seis meses, a morte é vencida, sem dúvida.

नाभेरूर्ध्वमधश्चापि तानं कुर्यात्प्रयत्नतः ।
षण्मासमभ्यसेन्मृत्युं जयत्येव न संशयः ॥ ३-५९ ॥

nābher ūrdhvam adhaś cāpi tānaṃ kuryāt prayatnataḥ |
ṣaṇmāsam abhyasen mṛtyuṃ jayaty eva na saṃśayaḥ || HYP.III.59 ||

HYP.III.60. De todos os fechos [BANDHAs], UḌḌĪYĀNA é o mais elevado. Quando se domina UḌḌĪYĀNA-BANDHA, a libertação [MUKTI] surge naturalmente.

सर्वेषामेव बन्धानां उत्तमो ह्युड्डीयानकः ।
उड्डियाने दृढे बन्धे मुक्तिः स्वाभाविकी भवेत् ॥ ३-६० ॥

sarveṣām eva bandhānāṃ uttamo hy uḍḍīyānakaḥ |
uḍḍiyāne dṛḍhe bandhe muktiḥ svābhāvikī bhavet || HYP.III.60 ||

HYP.III.61. Agora, o fecho da base [MŪLA-BANDHA]. Com o calcanhar ele pressiona a região do períneo [YONI] e contrai o ânus. Empurra então a força vital descendente [APĀNA] para cima. Isso é chamado MŪLA-BANDHA.

अथ मूल-बन्धः
पार्ष्णि-भागेन सम्पीड्य योनिमाकुञ्चयेद्गुदम् ।
अपानमूर्ध्वमाकृष्य मूल-बन्धोऽभिधीयते ॥ ३-६१ ॥

atha mūla-bandhaḥ
pārṣṇi-bhāgena sampīḍya yonim ākuñcayed gudam |
apānam ūrdhvam ākṛṣya mūla-bandho'bhidhīyate || HYP.III.61 ||

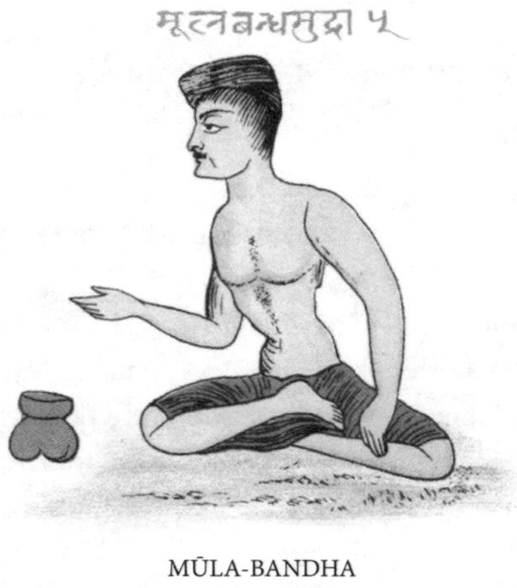

MŪLA-BANDHA

COMENTÁRIO: O APĀNA é a força vital que tende a descer e produz, por exemplo, a evacuação do conteúdo do intestino. MŪLA-BANDHA inverte o movimento natural dessa força vital.

HYP.III.62. O APĀNA que vai para baixo é forçado a subir. Os YOGINs conhecem essa contração realmente como MŪLA-BANDHA.

अधो-गतिमपानं वा ऊर्ध्वगं कुरुते बलात् ।
आकुञ्चनेन तं प्राहुर्मूल-बन्धं हि योगिनः ॥ ३-६२ ॥

adho-gatim apānaṃ vā ūrdhvagaṃ kurute balāt |
ākuñcanena taṃ prāhur mūla-bandhaṃ hi yoginaḥ || HYP.III.62 ||

HYP.III.63. Pressionando o ânus com o calcanhar, ele deve comprimir fortemente a força vital [VĀYU], de novo e de novo, para que ele se unifique e seja colocado em movimento para cima.

गुदं पार्ष्ण्या तु सम्पीड्य वायुमाकुञ्चयेद्बलात् ।
वारं वारं यथा चोर्ध्वं समायाति समीरणः ॥ ३-६३ ॥

gudaṃ pārṣṇyā tu sampīḍya vāyum ākuñcayed balāt |
vāraṃ vāraṃ yathā cordhvaṃ samāyāti samīraṇaḥ || HYP.III.63 ||

HYP.III.64. Quando se atinge a unificação de PRĀṆA e APĀNA e de NĀDA e BINDU pelo MŪLA-BANDHA, obtém-se perfeição [SIDDHI] no YOGA, sobre isso não há dúvidas.

प्राणापानौ नाद-बिन्दू मूल-बन्धेन चैकताम् ।
गत्वा योगस्य संसिद्धिं यच्छतो नात्र संशयः ॥ ३-६४ ॥

prāṇāpānau nāda-bindū mūla-bandhena caikatām |
gatvā yogasya saṃsiddhiṃ yacchato nātra saṃśayaḥ || HYP.III.64 ||

COMENTÁRIO: Por meio de MŪLA-BANDHA, faz-se o APĀNA subir e unir-se à força vital ascendente (PRĀṆA). A palavra NĀDA pode representar um som interno (sem causa externa), e pode também se referir ao som nasal que é representado por uma meia-lua no símbolo OṀ. Está associado à ŚAKTI. BINDU significa uma gota, ou ponto, ou mancha. É o nome do ponto que é colocado sobre um símbolo DEVANĀGARĪ para representar a nasalização, e também aparece no OṀ. Está associado a ŚIVA. A perfeição no YOGA é obtida pela união de todos os opostos, como os que estão indicados aqui.

HYP.III.65. Pela unificação de APĀNA e PRĀṆA, há uma redução da urina e das fezes. Mesmo um velho se torna jovem pela prática constante de MŪLA-BANDHA.

अपान-प्राणयोरैक्यं क्षयो मूत्र-पुरीषयोः ।
युवा भवति वृद्धोऽपि सततं मूल-बन्धनात् ॥ ३-६५ ॥

apāna-prāṇayor aikyaṃ kṣayo mūtra-purīṣayoḥ |
yuvā bhavati vṛddho'pi satataṃ mūla-bandhanāt || HYP.III.65 ||

HYP.III.66. Quando o APĀNA se eleva, atinge o círculo do fogo [VAHNI-MAṆḌALA]. A chama do fogo se alonga quando é atingida por esse vento [VĀYU].

अपान ऊर्ध्वगे जाते प्रयाते वह्नि-मण्डलम् ।
तदानल-शिखा दीर्घा जायते वायुनाहता ॥ ३-६६ ॥

apāna ūrdhvage jāte prayāte vahni-maṇḍalam |
tadānala-śikhā dīrghā jāyate vāyunāhatā || HYP.III.66 ||

COMENTÁRIO: O círculo do fogo é interpretado como o CAKRA da região do umbigo (MAṆIPŪRA), que está associado ao elemento fogo. Ele fica perto do estômago, estando também relacionado ao fogo digestivo.

HYP.III.67. Então o fogo [VAHNI], o APĀNA e o PRĀṆA adquirem sua própria natureza [SVARŪPA] de calor. Assim, é produzida no corpo uma chama que ilumina muito fortemente.

ततो यातो वह्न्य्-अपानौ प्राणमुष्ण-स्वरूपकम् ।
तेनात्यन्त-प्रदीप्तस्तु ज्वलनो देहजस्तथा ॥ ३-६७ ॥

tato yāto vahny-apānau prāṇam uṣṇa-svarūpakam |
tenātyanta-pradīptas tu jvalano dehajas tathā || HYP.III.67 ||

HYP.III.68. Dessa forma, o forte calor faz despertar a KUṆḌALINĪ que estava adormecida. Como uma serpente golpeada com um bastão, ela também silva e se estica.

तेन कुण्डलिनी सुप्ता सन्तप्ता सम्प्रबुध्यते ।
दण्डाहता भुजङ्गीव निश्वस्य ऋजुतां व्रजेत् ॥ ३-६८ ॥

tena kuṇḍalinī suptā santaptā samprabudhyate |
daṇḍāhatā bhujaṅgīva niśvasya ṛjutāṃ vrajet || HYP.III.68 ||

HYP.III.69. Assim como ela [a serpente] entra em um buraco, da mesma forma ela [KUṆḌALINĪ] se move e vai para dentro de BRAHMA-

-NĀḌĪ. Assim, os YOGINs devem praticar constantemente, em todos os momentos, MŪLA-BANDHA.

बिलं प्रविष्टेव ततो ब्रह्म-नाड्यं तरं व्रजेत् ।
तस्मान्नित्यं मूल-बन्धः कर्तव्यो योगिभिः सदा ॥ ३-६९ ॥

bilaṃ praviṣṭeva tato brahma-nāḍyaṃ taraṃ vrajet |
tasmān nityaṃ mūla-bandhaḥ kartavyo yogibhiḥ sadā || HYP.III.69 ||

COMENTÁRIO: BRAHMA-NĀḌĪ é outro nome de SUṢUMṆĀ. Os parágrafos anteriores comparam a KUṆḌALINĪ com uma serpente que é golpeada, se move e se esconde; no caso de KUṆḌALINĪ, esse poder se desloca do CAKRA da base e entra em SUṢUMṆĀ, quando se pratica MŪLA-BANDHA.

HYP.III.70. Agora, JĀLANDHARA-BANDHA. Contrair a garganta [KAṆṬHA] e apertar o queixo contra o peito. Esse fecho [BANDHA] é chamado JĀLANDHARA; ele destrói a velhice e a morte.

अथ जलन्धर-बन्धः
कण्ठमाकुञ्च्य हृदये स्थापयेच्चिबुकं दृढम् ।
बन्धो जालन्धराख्योऽयं जरा-मृत्यु-विनाशकः ॥ ३-७० ॥

atha jalandhara-bandhaḥ
kaṇṭham ākuñcya hṛdaye sthāpayec cibukaṃ dṛḍham |
bandho jālandharākhyo'yaṃ jarā-mṛtyu-vināśakaḥ || HYP.III.70 ||

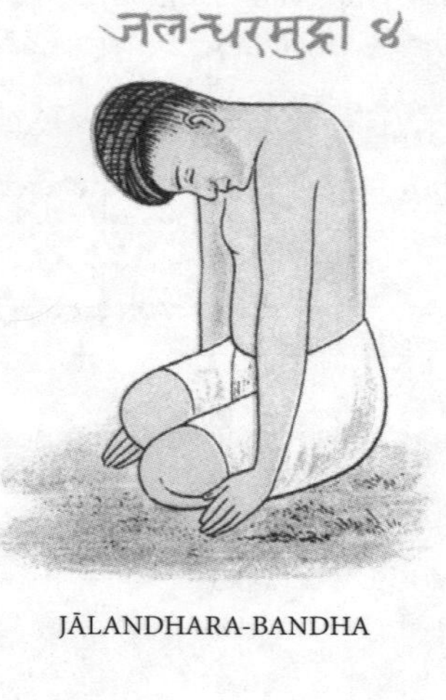

JĀLANDHARA-BANDHA

HYP.III.71. Ele segura a água [JĀLA] do espaço superior [NABHAS] para que ela não desça pelos canais sutis [SIRĀ], por isso esse fecho [BANDHA] é JĀLANDHARA, que cura um grande número de sofrimentos da garganta [KANTHA].

बध्नाति हि सिराजालमधो-गामि नभो-जलम् ।
ततो जालन्धरो बन्धः कण्ठ-दुःखौघ-नाशनः ॥ ३-७१ ॥

badhnāti hi sirājālam adho-gāmi nabho-jalam |
tato jālandharo bandhaḥ kaṇṭha-duḥkhaugha-nāśanaḥ || HYP.III.71 ||

COMENTÁRIO: Este parágrafo explica o nome dessa prática. JĀLA significa água ou qualquer fluido. Está sendo aplicado aqui ao elixir da imortalidade (SOMA), que já foi descrito anteriormente. DHARA significa aquilo que suporta, preserva, segura ou sustenta. Portanto, JĀLANDHARA significa aquilo que segura a água, ou aquilo que impede SOMA de fluir. NABHAS vem do verbo NABH, que significa expandir-se ou abrir-se. NABHAS significa o céu ou a atmosfera, o éter ou espaço. Pode também indicar nuvens, nevoeiro e a estação de chuvas. Pode-se traduzi-lo, de forma genérica, como "espaço superior", e indica o lugar de onde flui o elixir da imortalidade. SIRĀ ou ŚIRĀ é um riacho, ou um recipiente de água, ou um dos canais internos do corpo. A palavra pode se aplicar tanto às artérias e veias quanto às NĀḌĪs, e está sendo empregada neste último sentido, aqui.

HYP.III.72. Quando se faz JĀLANDHARA-BANDHA, caracterizada pela contração da garganta [KAṆṬHA], o néctar da imortalidade [PĪYŪṢA] não cai no fogo [AGNI] e o vento [VĀYU] não se dispersa.

जालन्धरे कृते बन्धे कण्ठ-संकोच-लक्षणे ।
न पीयूषं पतत्यग्नौ न च वायुः प्रकुप्यति ॥ ३-७२ ॥

jālandhare kṛte bandhe kaṇṭha-saṃkoca-lakṣaṇe |
na pīyūṣaṃ pataty agnau na ca vāyuḥ prakupyati || HYP.III.72 ||

COMENTÁRIO: PĪYŪṢA é o nome dado ao leite de uma vaca nos sete primeiros dias depois de dar à luz um bezerro. É uma palavra derivada de PĪVA, que significa engrossar ou tornar-se cheio de gordura, ou ficar forte. A palavra PĪYŪṢA se aplica também ao néctar da imortalidade produzido na agitação do oceano de leite. O fogo, aqui, refere-se ao MAṆIPŪRA

CAKRA, como já foi comentado antes. Além de reter o fluxo de SOMA ou PĪYŪṢA, este BANDHA também impede que a energia vital se disperse.

HYP.III.73. Pela contração da garganta [KAṆṬHA], as duas NĀḌĪS ficam firmemente imobilizadas. Isto é conhecido como o CAKRA do meio [MADHYA], que fecha os 16 suportes [ĀDHĀRA].

कण्ठ-संकोचनेनैव द्वे नाड्यौ स्तम्भयेद्दृढम् ।
मध्य-चक्रमिदं ज्ञेयं षोडशाधार-बन्धनम् ॥ ३-७३ ॥

kaṇṭha-saṃkocanenaiva dve nāḍyau stambhayed dṛḍham |
madhya-cakram idaṃ jñeyaṃ ṣoḍaśādhāra-bandhanam || HYP.III.73 ||

COMENTÁRIO: O CAKRA do meio, com 16 pétalas, associado à garganta, é VIŚUDDHA. Pela contração da garganta, esse CAKRA se fecha, e o fluxo de PRĀṆA fica interrompido nas duas NĀḌĪS principais (IḌĀ e PIṄGALĀ). Alguns comentadores interpretam os 16 suportes como uma indicação de que o VIŚUDDHA-CAKRA está conectado a 16 pontos vitais: dedos dos pés, tornozelos, joelhos, coxas, períneo, pênis, umbigo, coração, nuca, garganta, palato, nariz, espaço entre as sobrancelhas, testa, cabeça e o orifício superior (BRAHMARANDHRA).

HYP.III.74. Contraindo firmemente a região da base [MŪLA], deve-se praticar MŪLA; fechando IḌĀ e PIṄGALĀ, ele deve desviar o fluxo para o caminho de trás.

मूल-स्थानं समाकुञ्च्य उड्डियानं तु कारयेत् ।
इडां च पिङ्गलां बद्ध्वा वाहयेत्पश्चिमे पथि ॥ ३-७४ ॥

mūla-sthānaṃ samākuñcya uḍḍiyānaṃ tu kārayet |
iḍāṃ ca piṅgalāṃ baddhvā vāhayet paścime pathi || HYP.III.74 ||

COMENTÁRIO: Aqui é indicada a prática simultânea dos três BANDHAs: UḌḌĪYĀNA, MŪLA e JĀLANDHARA (que não é indicada pelo nome, mas está subentendida quando se fala para fechar IḌĀ e PIṄGALĀ). O caminho de trás é a SUṢUMṆĀ, para onde a energia vital deve ser canalizada.

HYP.III.75. Por meio dessa técnica, o alento vital [PAVANA] se dissolve. Por isso já não surgem a morte, a velhice e a doença.

अनेनैव विधानेन प्रयाति पवनो लयम् ।
तततो न जायते मृत्युर्जरा-रोगादिकं तथा ॥ ३-७५ ॥

anenaiva vidhānena prayāti pavano layam |
tato na jāyate mṛtyur jarā-rogādikaṃ tathā || HYP.III.75 ||

COMENTÁRIO: LAYA significa derretimento, dissolução, desaparecimento, extinção, absorção, destruição, repouso, inatividade. No estado atingido pelo uso simultâneo dos três BANDHAs, o movimento usual do PRĀṆA fica interrompido.

HYP.III.76. Esses três BANDHAs são os melhores e foram utilizados pelos grandes SIDDHAs. Os YOGINs os utilizam para todos os caminhos [SĀDHANAs] dos ensinamentos [TANTRA] do HAṬHA.

बन्ध-त्रयमिदं श्रेष्ठं महा-सिद्धैश्च सेवितम् ।
सर्वेषां हठ-तन्त्राणां साधनं योगिनो विदुः ॥ ३-७६ ॥

bandha-trayam idaṃ śreṣṭhaṃ mahā-siddhaiś ca sevitam |
sarveṣāṃ haṭha-tantrāṇāṃ sādhanaṃ yogino viduḥ || HYP.III.76 ||

COMENTÁRIO: SĀDHANA significa algo que leva a um objetivo, aquilo que guia ou conduz. Também pode ser compreendido como adquirir controle ou domínio sobre alguma coisa, realizar, aperfeiçoar, completar, chegar a um resultado. Pode ser entendido como qualquer meio que leva a um resultado, como um instrumento, um método, uma estratégia, um caminho. A palavra TANTRA tem vários significados. Aqui, parece significar apenas "ensinamentos", de um modo genérico. Mas não se deve se esquecer de que o HAṬHA é um método tântrico.

HYP.III.77. Todo o néctar da imortalidade [AMṚTA], que tem natureza divina, flui da Lua [CANDRA]. Todo ele é devorado pelo Sol [SŪRYA], e o corpo se dissolve em velhice.

यत्किंचित्स्रवते चन्द्रादमृतं दिव्य-रूपिणः ।
तत्सर्वं ग्रसते सूर्यस्तेन पिण्डो जरायुतः ॥ ३-७७ ॥

yat kiṃcit sravate candrād amṛtaṃ divya-rūpiṇaḥ |
tat sarvaṃ grasate sūryas tena piṇḍo jarāyutaḥ || HYP.III.77 ||

COMENTÁRIO: AMṚTA é o oposto de MṚTA, que é morte. AMṚTA significa imortal, imperecível, imortalidade, o néctar que dá imortalidade a quem o toma. Essa palavra está sendo utilizada aqui como sinônimo de SOMA e PĪYŪṢA. Esse elixir flui normalmente da cavidade superior (aqui representada pela Lua) para o fogo no centro do corpo (aqui representado pelo Sol), que o destrói, e isso produz o envelhecimento.

3.3 Outras MUDRĀs

HYP.III.78. Agora, VIPARĪTA-KARAṆĪ-MUDRĀ. Existe uma ação [KARAṆA] divina pela qual a boca do Sol é enganada. Deve ser conhecida pelas lições de um GURU, não por dez milhões de textos sagrados [ŚĀSTRAs].

अथ विपरीत-करणी मुद्रा
तत्रास्ति करणं दिव्यं सूर्यस्य मुख-वञ्चनम् ।
गुरूपदेशतो ज्ञेयं न तु शास्त्रार्थ-कोटिभिः ॥ ३-७८ ॥

atha viparīta-karaṇī mudrā
tatrāsti karaṇaṃ divyaṃ sūryasya mukha-vañcanam |
gurūpadeśato jñeyaṃ na tu śāstrārtha-koṭibhiḥ || HYP.III.78 ||

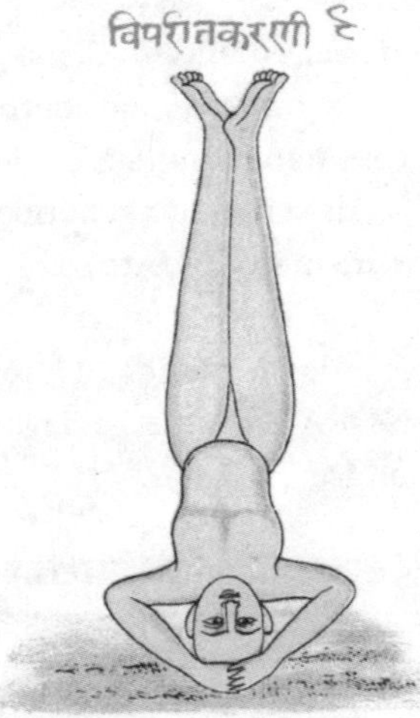

VIPARĪTA-KARAṆĪ-MUDRĀ

COMENTÁRIO: VIPARĪTA significa virado ao contrário, invertido, oposto, pervertido. KARAṆA significa ação, feito, causa, meio ou instrumento para fazer algo. Esta é a MUDRĀ que inverte o instrumento (o corpo). Assim como as outras práticas do HAṬHA, esta não deve ser estudada por meio de textos (mesmo de textos sagrados), mas aprendida de uma pessoa com grande experiência prática, o GURU. Note-se que este texto não descreve a postura exata que é adotada na prática, apenas indica que a posição é invertida, ou seja, com a cabeça embaixo e os pés para cima, como será indicado a seguir. Essa prática não está inclusa entre os ĀSANAS, mas entre as MUDRĀs.

HYP.III.79. Com o umbigo para cima e o palato para baixo, o esplendor [BHĀNU] para cima e a lebre [ŚAŚĪ] para baixo. Isso é chamado instrumento invertido [VIPARĪTA-KARAṆĪ], obtido pela fala do GURU.

ऊर्ध्व-नाभेरधस्तालोरूर्ध्वं भानुरधः शशी ।
करणी विपरीताखा गुरु-वाक्येन लभ्यते ॥ ३-७९ ॥

ūrdhva-nābher adhas tālor ūrdhvaṃ bhānur adhaḥ śaśī |
karaṇī viparītākhā guru-vākyena labhyate || HYP.III.79 ||

COMENTÁRIO: BHĀNU significa brilho, luz ou esplendor; pode ser utilizado para representar o Sol. ŚAŚĪ é uma lebre ou antílope; considera-se que as manchas da Lua representam uma lebre, por isso essa palavra também pode representar a Lua. Assim, em VIPARĪTA-KARAṆĪ há uma inversão das posições do Sol e da Lua, e o elixir da imortalidade deixa de fluir para o fogo.

HYP.III.80. Pela prática constante e frequente, o fogo digestivo [JAṬHARĀGNI] aumenta. Deve ser dado alimento abundante ao que segue essa prática [SĀDHAKA].

नित्यमभ्यास-युक्तस्य जठराग्नि-विवर्धनी ।
आहारो बहुलस्तस्य सम्पाद्यः साधकस्य च ॥ ३-८० ॥

nityam abhyāsa-yuktasya jaṭharāgni-vivardhanī |
āhāro bahulas tasya sampādyaḥ sādhakasya ca || HYP.III.80 ||

HYP.III.81. Se houver pouco alimento, o fogo [AGNI] o queimará rapidamente. No primeiro dia, ele deve ficar apenas um período [KṢAṆA] com a cabeça para baixo e os pés para cima.

अल्पाहारो यदि भवेदग्निर्दहति तत्-क्षणात् ।
अधः-शिराश्चोर्ध्व-पादः क्षणं स्यात्प्रथमे दिने ॥ ३-८१ ॥

alpāhāro yadi bhaved agnir dahati tat-kṣaṇāt |
adhaḥ-śirāś cordhva-pādaḥ kṣaṇaṃ syāt prathame dine || HYP.III.81 ||

COMENTÁRIO: KṢAṆA é um intervalo de tempo de aproximadamente quatro minutos.

HYP.III.82. Dia após dia, ele deve praticar cada vez um pouco mais. Depois de seis meses, não serão mais vistas rugas e cabelos grisalhos, realmente. Quem praticar sempre por um período de três horas [YĀMĀ] destruirá o tempo [KĀLA].

क्षणाच्च किंचिदधिकमभ्यसेच्च दिने दिने ।
वलितं पलितं चैव षण्मासोर्ध्वं न दृश्यते ।
याम-मात्रं तु यो नित्यमभ्यसेत्स तु कालजित् ॥ ३-८२ ॥

kṣaṇāc ca kiṃcid adhikam abhyasec ca dine dine |
valitaṃ palitaṃ caiva ṣaṇmāsordhvaṃ na dṛśyate |
yāma-mātraṃ tu yo nityam abhyaset sa tu kālajit || HYP.III.82 ||

HYP.III.83. Agora, VAJROLĪ. Mesmo agindo de acordo com sua vontade, sem seguir os NIYAMAs declarados pelo YOGA, o YOGIN recebe poderes especiais [SIDDHIs] pela prática de VAJROLĪ.

अथ वज्रोली
स्वेच्छया वर्तमानोऽपि योगोक्तैर्नियमैर्विना ।
वज्रोलीं यो विजानाति स योगी सिद्धि-भाजनम् ॥ ३-८३ ॥

atha vajrolī
svecchayā vartamāno'pi yogoktair niyamair vinā |
vajrolīṃ yo vijānāti sa yogī siddhi-bhājanam || HYP.III.83 ||

वज्रौलीमुद्रा ११

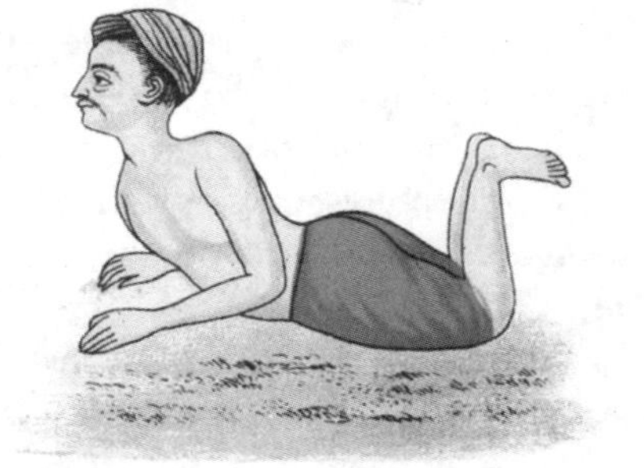

VAJROLĪ-MUDRĀ

COMENTÁRIO: Os NIYAMAs são as obrigações que foram descritas no início do livro (HYP.I.18). VAJROLĪ-MUDRĀ é uma prática que permite ao YOGIN obter poderes (ou atingir a perfeição) independentemente de sua conduta ética. A descrição de VAJROLĪ-MUDRĀ, mostrada a seguir, indica que se trata de uma prática sexual; mas há interpretações segundo as quais a descrição seria apenas simbólica, e ela não utiliza relações sexuais. O nome VAJROLĪ vem de VAJRA, que significa uma coisa poderosa, como um raio, ou uma arma. Pode também indicar um diamante, uma coluna ou pilar, e representa simbolicamente o pênis.

HYP.III.84. Eu lhe direi agora duas coisas difíceis de obter por qualquer pessoa. Um é o leite [KṢĪRA] e o segundo realmente é uma mulher [NĀRĪ] obediente.

तत्र वस्तु-द्वयं वक्ष्ये दुर्लभं यस्य कस्यचित् ।
क्षीरं चैकं द्वितीयं तु नारी च वश-वर्तिनी ॥ ३-८४ ॥

tatra vastu-dvayaṃ vakṣye durlabhaṃ yasya kasyacit |
kṣīraṃ caikaṃ dvitīyaṃ tu nārī ca vaśa-vartinī || HYP.III.84 ||

COMENTÁRIO: Não faz sentido interpretar o parágrafo anterior de modo literal, pois leite não é uma coisa difícil de obter para ninguém. KṢĪRA significa leite, ou um leite engrossado (como o leite condensado), ou o líquido leitoso de algumas plantas, ou algo preparado com leite, ou plantas que têm uma seiva leitosa. KṢĪRA SAGAR é o oceano de leite que é agitado pelos DEVAs e ASURAs para extrair dele o elixir da imortalidade. O significado mais provável desse "leite", aqui, é que ele representa o próprio elixir da imortalidade, ou SOMA. NĀRA significa homem, ou humano, ou mortal. NĀRĪ significa uma mulher ou esposa, ou a fêmea de um animal, ou qualquer objeto feminino. O significado mais direto no referido parágrafo é o de uma mulher obediente ou submissa, mas se pode também interpretar de outros modos: NĀRĪ pode representar a KUṆḌALINĪ que já foi controlada e se tornou "obediente".

HYP.III.85. Se, na relação sexual [MEHANA], praticar puxar para cima [ŪRDHVĀKUÑCANA], de forma interrompida ou completa, um homem [PURUṢA] ou mesmo uma mulher [NĀRĪ] pode atingir a perfeição em VAJROLĪ.

मेहनेन शनैः सम्यगूर्ध्वाकुञ्चनमभ्यसेत् ।
पुरुषोऽप्यथवा नारी वज्रोली-सिद्धिमाप्नुयात् ॥ ३-८५ ॥

mehanena śanaiḥ samyag ūrdhvākuñcanam abhyaset |
puruṣo'py athavā nārī vajrolī-siddhim āpnuyāt || HYP.III.85 ||

COMENTÁRIO: MEHANA pode significar o pênis ou a uretra, assim como o ato de urinar ou a relação sexual. ĀKUÑCANA significa dobrar ou virar para o outro lado. ŪRDHVA significa subir, erguer, colocar em pé, mover para cima. Portanto, ŪRDHVĀKUÑCANA é inverter o movimento de uma coisa que ia para um lado, e virá-la para cima. Embora mais adiante se fale de forma mais clara sobre uma relação sexual, pode ser que este parágrafo se refira ao treinamento que deve ser realizado antes (e não durante a relação sexual) de tentar virar e puxar para cima o movimento da urina.

HYP.III.86. Cuidadosamente, conforme ensinado, ele deve soprar por um tubo [NĀLA] dentro do canal do raio [VAJRA]. Muito, muito cuidadosamente, ele deve fazer o vento [VĀYU] se movimentar lá.

यत्नतः शस्त-नालेन फूत्कारं वज्र-कन्दरे ।
शनैः शनैः प्रकुर्वीत वायु-संचार-कारणात् ॥ ३-८६ ॥

yatnataḥ śasta-nāḷena phūtkāraṃ vajra-kandare |
śanaiḥ śanaiḥ prakurvīta vāyu-saṃcāra-kāraṇāt || HYP.III.86 ||

COMENTÁRIO: O canal do raio é a uretra. O parágrafo anterior indica uma preparação para realizar VAJROLĪ. Os comentadores indicam que se utilizava um tubo fino de chumbo (que é suficientemente flexível) e fazê-lo penetrar gradualmente na uretra, em cada dia aumentando um pouco. Depois, quando o tubo tiver penetrado cerca de 12 dedos, pode-se soprar ar para dentro da bexiga. Utilizava-se para isso um pequeno fole. Depois, o YOGIN devia treinar aspirar água pelo pênis, de modo a se treinar para, posteriormente, poder aspirar o sêmen.

HYP.III.87. Pela prática, ele deve recuperar para cima a gota [BINDU] que caiu na vagina [BHAGA] de uma mulher [NĀRĪ]. E quando a sua gota [BINDU] começa a se mover, ele deve preservá-la puxando-a para cima.

नारी-भगे पदद्-बिन्दुमभ्यासेनोर्ध्वमाहरेत् ।
चलितं च निजं बिन्दुमूर्ध्वमाकृष्य रक्षयेत् ॥ ३-८७ ॥

nārī-bhage padad-bindum abhyāsenordhvam āharet |
calitaṃ ca nijaṃ bindum ūrdhvam ākṛṣya rakṣayet || HYP.III.87 ||

COMENTÁRIO: NĀRĪ significa mulher, e BHAGA pode significar o órgão sexual feminino, como também o períneo masculino. A palavra pode ser utilizada em muitos sentidos diferentes, como boa sorte, felicidade, prosperidade, majestade, beleza, amor, afeto, paixão, prazer. É também utilizada para representar o Sol, a Lua, a constelação UTTARA-PHALGUNĪ. BINDU (também escrito VINDU) significa gota, ponto, glóbulo, mancha. Pode se referir a uma gota de água ou de outro líquido, ou uma pequena marca na pele de um animal ou a marca de um ponto da pele que foi cauterizado. Também se utiliza para a marca colocada entre as sobrancelhas. Pode também representar o zero. Em contextos sexuais, representa o sêmen. É também o nome do ponto colocado sobre uma sílaba (em DEVANĀGARĪ) para representar a nasalização (ANUSVĀRA). Esse som não pronunciado está associado a ŚIVA. O significado mais direto de NĀRĪ-BHAGA é o órgão sexual feminino, e assim o parágrafo anterior pode ser entendido como uma técnica de impedir a ejaculação ou de reabsorver o sêmen depois da ejaculação. Há, no entanto, outros significados. A prática pode ser compreendida como um método para impedir que a energia superior desça para os níveis inferiores, não apenas em uma atividade sexual, mas de um modo geral.

HYP.III.88. Aquele que conhece o YOGA [YOGAVIT] preserva sua gota [BINDU] e atinge a vitória. A saída da gota dá a morte, a retenção da gota dá a vida.

एवं संरक्षयेद्बिन्दुं जयति योगवित् ।
मरणं बिन्दु-पातेन जीवनं बिन्दु-धारणात् ॥ ३-८८ ॥

evaṃ saṃrakṣayed binduṃ jayati yogavit |
maraṇaṃ bindu-pātena jīvanaṃ bindu-dhāraṇāt || HYP.III.88 ||

HYP.III.89. A preservação da gota [BINDU] produz um bom aroma no corpo [DEHA] do YOGIN. Enquanto a gota fica estável no corpo [DEHA], onde está o temor do tempo [KĀLA]?

सुगन्धो योगिनो देहे जायते बिन्दु-धारणात् ।
यावद्बिन्दुः स्थिरो देहे तावत्काल-भयं कुतः ॥ ३-८९ ॥

sugandho yogino dehe jāyate bindu-dhāraṇāt |
yāvad binduḥ sthiro dehe tāvat kāla-bhayaṃ kutaḥ || HYP.III.89 ||

COMENTÁRIO: O tempo (KĀLA) representa tanto o envelhecimento quanto a morte.

HYP.III.90. O líquido puro [ŚUKRA] dos homens depende da mente [CITTA], e a vida depende do líquido puro. Assim, o líquido puro e a mente [MANAS] devem ser preservados cuidadosamente.

चित्तायत्तं नृणां शुक्रं शुक्रायत्तं च जीवितम् ।
तस्माच्छुक्रं मनश्चैव रक्षणीयं प्रयत्नतः ॥ ३-९० ॥

cittāyattaṃ nṝṇāṃ śukraṃ śukrāyattaṃ ca jīvitam |
tasmāc chukraṃ manaś caiva rakṣaṇīyaṃ prayatnataḥ || HYP.III.90 ||

COMENTÁRIO: ŚUKRA significa brilhante, resplandecente, puro, claro. É uma palavra associada ao fogo (AGNI), ao planeta Vênus e a qualquer líquido puro, como água, SOMA, sêmen. Aqui, como em outros pontos, pode-se interpretar ŚUKRA de forma mais material, como o sêmen, ou como o néctar da imortalidade, SOMA.

HYP.III.91. Desse modo, ele preservará sua gota [BINDU], e até mesmo a impureza [RAJAS] do período menstrual [ṚTU]. Aquele que conhece o YOGA deve praticar sugar completamente pelo pênis [MEḌHRA].

ऋतुमत्या रजोऽप्येवं निजं बिन्दुं च रक्षयेत् ।
मेढ्रेणाकर्षयेदूर्ध्वं सम्यगभ्यास-योग-वित् ॥ ३-९१ ॥

ṛtumatyā rajo'py evaṃ nijaṃ binduṃ ca rakṣayet |
meḍhreṇākarṣayed ūrdhvaṃ samyag abhyāsa-yoga-vit || HYP.III.91 ||

COMENTÁRIO: RAJAS significa, literalmente, neblina ou vapor, nuvem, ar, atmosfera. É o nome de um dos poderes da natureza, que domina as pessoas pela paixão, pela emoção, pelo afeto. Representa também poeira, impureza, pó, e a "impureza" das mulheres durante a menstruação. ṚTU significa data, um instante marcado para certa ação (por exemplo, para um ritual), uma época, uma estação do ano, uma ação que obedece ao momento correto, representando também o período menstrual e a relação sexual mantida nessa época. MEḌHRA significa pênis. Portanto, o significado literal do parágrafo anterior é que o YOGIN deve treinar aspirar pelo pênis não apenas o seu próprio sêmen, mas também a menstruação da mulher com quem mantém relações sexuais. Por outro lado, o significado mais amplo é que tanto o poder solar [RAJAS] quanto o poder lunar [BINDU] devem ser controlados, preservados e unidos.

HYP.III.92. Agora, SAHAJOLĪ. SAHAJOLĪ, AMAROLĪ e VAJROLĪ são divisões de uma só coisa. Deve-se misturar água com cinzas de esterco de vaca queimado.

अथ सहजोलिः
सहजोलिश्चामरोलिर्वज्रोल्या भेद एकतः ।
जले सुभस्म निक्षिप्य दग्ध-गोमय-सम्भवम् ॥ ३-९२ ॥

atha sahajoliḥ
sahajoliś cāmarolir vajrolyā bheda ekataḥ |
jale subhasma nikṣipya dagdha-gomaya-sambhavam || HYP.III.92 ||

COMENTÁRIO: SAHAJA significa algo que nasce junto ou ao mesmo tempo, ou que é inato, original, natural, inerente, espontâneo. AMARA significa imortal, imperecível. SAHAJOLĪ e AMAROLĪ são apresentados aqui como variantes de VAJROLĪ. A água com cinzas de esterco de vaca será utilizada nessa prática, conforme descrito a seguir.

HYP.III.93. Depois da união sexual [MAITHUNA] utilizando VAJROLĪ, a mulher [STRĪ] e o homem [PUṂS] devem esfregar seus próprios membros [SVĀṄGA], assentados de forma confortável, livres de preocupação nesse momento.

वज्रोली-मैथुनादूर्ध्वं स्त्री-पुंसोः स्वाङ्ग-लेपनम् ।
आसीनयोः सुखेनैव मुक्त-व्यापारयोः क्षणात् ॥ ३-९३ ॥

vajrolī-maithunād ūrdhvaṃ strī-puṃsoḥ svāṅga-lepanam |
āsīnayoḥ sukhenaiva mukta-vyāpārayoḥ kṣaṇāt || HYP.III.93 ||

COMENTÁRIO: MAITHUNA significa acoplamento, pareamento, relação sexual, união matrimonial. STRĪ significa uma mulher ou uma fêmea de qualquer animal. PUṂS significa um ser humano, particularmente um homem, ou um macho de qualquer animal. Pode também ser utilizado no mesmo sentido que PURUṢA, para representar o ser supremo interno.

HYP.III.94. Este SAHAJOLĪ que foi descrito deve ser estudado constantemente pelos YOGINs. É um modo auspicioso [ŚUBHA] de praticar YOGA. Ele produz a libertação [MUKTI], embora conectado [YUKTA] ao prazer [BHOGA].

सहजोलिरियं प्रोक्ता श्रद्धेया योगिभिः सदा ।
अयं शुभकरो योगो भोग-युक्तोऽपि मुक्तिदः ॥ ३-९४ ॥

sahajolir iyaṃ proktā śraddheyā yogibhiḥ sadā |
ayaṃ śubha-karo yogo bhoga-yukto'pi muktidaḥ || HYP.III.94 ||

COMENTÁRIO: ŚUBHA significa esplêndido, belo, brilhante, agradável, adequado, auspicioso, afortunado, honesto, correto, puro. SAHAJOLĪ introduz na prática um componente de espontaneidade e naturalidade. No TANTRA, o prazer não precisa ser evitado, pois ele é transformado em um caminho para a libertação espiritual.

HYP.III.95. Este YOGA é para os puros, os controlados [DHĪRA] e que seguem a visão da verdade [TATTVA], para os que não têm falhas e que atingiram a perfeição [SIDDHAs], não para os que estão cheios de egoísmo [MATSARA].

अयं योगः पुण्यवतां धीराणां तत्त्व-दर्शिनाम् ।
निर्मत्सराणां वै सिध्येन्न तु मत्सर-शालिनाम् ॥ ३-९५ ॥

ayaṃ yogaḥ puṇyavatāṃ dhīrāṇāṃ tattva-darśinām |
nirmatsarāṇāṃ vai sidhyen na tu matsara-śālinām || HYP.III.95 ||

COMENTÁRIO: MATSARA pode ser um adjetivo significando egoísta, invejoso, ciumento, hostil, ou os substantivos correspondentes. É derivado de MAD, que significa meu, por isso seu significado mais direto é o sentimento do eu, ou egoísmo. Esta é uma das maiores barreiras no desenvolvimento do YOGA.

HYP.III.96. Agora, AMAROLĪ. Descartar o primeiro fluxo [DHĀRA] da água [AMBU], que contém bílis [PITTA]. O último fluxo não tem utilidade. Utilize o fluxo do meio, que é refrescante [ŚĪTALA]. Isso é AMAROLĪ, segundo a doutrina do grupo [KHAṆḌA] dos KĀPĀLIKA.

अथ अमरोली
पित्तोल्बणत्वात्प्रथमाम्बु-धारां
विहाय निःसारतयान्त्यधाराम् ।
निषेव्यते शीतल-मध्य-धारा
कापालिके खण्डमतेऽमरोली ॥ ३-९६ ॥

atha amarolī
pittolbaṇatvāt prathamāmbu-dhārāṃ
vihāya niḥsāratayānty adhārām |
niṣevyate śītala-madhya-dhārā
kāpālike khaṇḍamate'marolī || HYP.III.96 ||

COMENTÁRIO: DHĀRA significa uma correnteza, um riacho, ou alguma coisa que flui em um córrego, ou na chuva. AMBU significa água. Que tipo de água é esta? Há várias interpretações. Como AMAROLĪ está associado a VAJROLĪ, pode representar o sêmen ou também o néctar da imortalidade. Mas se dá também outra interpretação, a de urina. De acordo com essa interpretação, utiliza-se a urina do meio (nem o início, nem o final). Essa prática está associada a um grupo ou seita especial, dos KĀPĀLIKA. KAPĀLA significa crânio, podendo também significar a casca de um ovo, a casca de uma tartaruga, uma cuia, um jarro ou prato. KĀPĀLIKA significa qualquer coisa associada ao crânio, e é o nome de uma seita de ascetas devotos de ŚIVA que carregam um crânio humano cortado, usado como cuia para alimento.

HYP.III.97. Ele bebe sempre AMARĪ e o absorve pelo nariz dia após dia. Ele pratica o VAJROLĪ perfeito; assim se descreve AMAROLĪ.

अमरीं यः पिबेन्नित्यं नस्यं कुर्वन्दिने दिने।
वज्रोलीमभ्यसेत्सम्यक्सामरोलीति कथ्यते॥ ३-९७॥

amarīṃ yaḥ piben nityaṃ nasyaṃ kurvan dine dine |
vajrolīm abhyaset samyak sāmarolīti kathyate || HYP.III.97 ||

COMENTÁRIO: AMARA significa aquilo que não morre, que é imperecível, imortal. O feminino dessa palavra é AMARĀ. AMARĪ é uma palavra derivada de AMARA e significa, de forma específica, o nome de uma planta, o cânhamo indiano (*Sanseviera roxburghiana*) utilizado para fazer cordas de arco. Não se costuma utilizar a palavra AMARĪ nem para indicar a urina, nem o sêmen. Parece estar sendo utilizada aqui para representar a bebida da imortalidade.

HYP.III.98. Misture juntos a cinza sagrada [VIBHŪTI] com o líquido lunar [CĀNDRA] que surge pela prática. Assim são produzidas a visão divina e a conservação dos membros excelentes.

अभ्यासान्निःसृतां चान्द्रीं विभूत्या सह मिश्रयेत्।
धारयेदुत्तमाङ्गेषु दिव्य-दृष्टिः प्रजायते॥ ३-९८॥

abhyāsān niḥsṛtāṃ cāndrīṃ vibhūtyā saha miśrayet |
dhārayed uttamāṅgeṣu divya-dṛṣṭiḥ prajāyate || HYP.III.98 ||

COMENTÁRIO: CANDRA significa Lua, e o adjetivo CĀNDRA significa lunar – algo associado à Lua, como um mês lunar, ou o luar. VIBHŪTI significa penetrante, abundante, poderoso, e significa também uma manifestação de poder sobrenatural. Pode também indicar as cinzas do esterco de vaca ou da pira funerária, com as quais ŚIVA costuma recobrir seu corpo – um uso imitado por seus devotos.

HYP.III.99. Pelo domínio de uma prática perfeita, a gota [BINDU] do homem [PUṂS] é puxada para dentro. Se a mulher [NĀRĪ] preserva seu RAJAS por VAJROLĪ e ela é realmente uma YOGINĪ.

पुंसो बिन्दुं समाकुञ्च्य सम्यगभ्यास-पाटवात्।
यदि नारी रजो रक्षेद्वज्रोल्या सापि योगिनी॥ ३-९९॥

puṃso binduṃ samākuñcya samyag abhyāsa-pāṭavāt |
yadi nārī rajo rakṣed vajrolyā sāpi yoginī || HYP.III.99 ||

HYP.III.100. Sem dúvida, ela não perde nem um pouco de seu RAJAS. O BINDU realmente se transforma em NĀDA no corpo [ŚARĪRA].

तस्याः किंचिद्रजो नाशं न गच्छति न संशयः ।
तस्याः शरीरे नादश्च बिन्दुतामेव गच्छति ॥ ३-१०० ॥

tasyāḥ kiṃcid rajo nāśaṃ na gacchati na saṃśayaḥ |
tasyāḥ śarīre nādaś ca bindutām eva gacchati || HYP.III.100 ||

COMENTÁRIO: Nessa prática, a YOGINĪ prende dentro de si os dois fluidos opostos, RAJAS e BINDU, o elixir solar e o lunar. Vimos que BINDU, além de gota, pode também significa o ponto colocado acima de uma sílaba, em sânscrito, para representar a nasalização (ANUSVĀRA). NĀDA, como já foi explicado, significa um som; no YOGA, representa sons que são ouvidos em práticas especiais. Pode também representar aquilo que vem depois do som nasal. É representado pelo semicírculo, no OṀ. Assim, nesta prática, há uma transmutação de BINDU em NĀDA.

HYP.III.101. Quando BINDU e RAJAS atingem realmente a unidade no seu corpo, pela prática do YOGA de VAJROLĪ, todos os poderes [SIDDHIs] são atingidos.

स बिन्दुस्तद्रजश्चैव एकीभूय स्वदेहगौ ।
वज्रोल्य्-अभ्यास-योगेन सर्व-सिद्धिं प्रयच्छतः ॥ ३-१०१ ॥

sa bindus tad rajaś caiva ekībhūya svadehagau |
vajroly-abhyāsa-yogena sarva-siddhiṃ prayacchataḥ || HYP.III.101 ||

HYP.III.102. Aquela que retém no alto o fluxo do seu RAJAS é realmente uma YOGINĪ. Ela conhece o passado e o futuro e se move no espaço [KHECARĪ] continuamente.

रक्षेदाकुञ्चनादूर्ध्वं या रजः सा हि योगिनी ।
अतीतानागतं वेत्ति खेचरी च भवेद्ध्रुवम् ॥ ३-१०२ ॥

rakṣed ākuñcanād ūrdhvaṃ yā rajaḥ sā hi yoginī |
atītānāgataṃ vetti khecarī ca bhaved dhruvam || HYP.III.102 ||

HYP.III.103. Pela prática do YOGA de VAJROLĪ se obtém a perfeição do corpo. Este YOGA que dá mérito [PUṆYA] proporciona a libertação [MUKTI], embora se desfrute do prazer [BHOGA].

देह-सिद्धिं च लभते वज्रोल्य्-अभ्यास-योगतः ।
अयं पुण्य-करो योगो भोगे भुक्तेऽपि मुक्तिदः ॥ ३-१०३ ॥

deha-siddhiṃ ca labhate vajroly-abhyāsa-yogataḥ |
ayaṃ puṇya-karo yogo bhoge bhukte'pi muktidaḥ || HYP.III.103 ||

3.4 Movimentação da KUṆḌALINĪ

HYP.III.104. Agora, a movimentação da poderosa [ŚAKTI-CĀLANA]. KUṬILĀṄGĪ, KUṆḌALINĪ, BHUJAṄGĪ, ŚAKTI, ĪŚVARĪ, KUṆḌALĪ, ARUNDHATĪ – todas essas palavras significam a mesma coisa.

अथ शक्ति-चालनम्
कुटिलाङ्गी कुण्डलिनी भुजङ्गी शक्तिरीश्वरी ।
कुण्डल्यरुन्धती चैते शब्दाः पर्याय-वाचकाः ॥ ३-१०४ ॥

atha śakti-cālanam
kuṭilāṅgī kuṇḍalinī bhujaṅgī śaktir īśvarī |
kuṇḍaly arundhatī caite śabdāḥ paryāya-vācakāḥ || HYP.III.104 ||

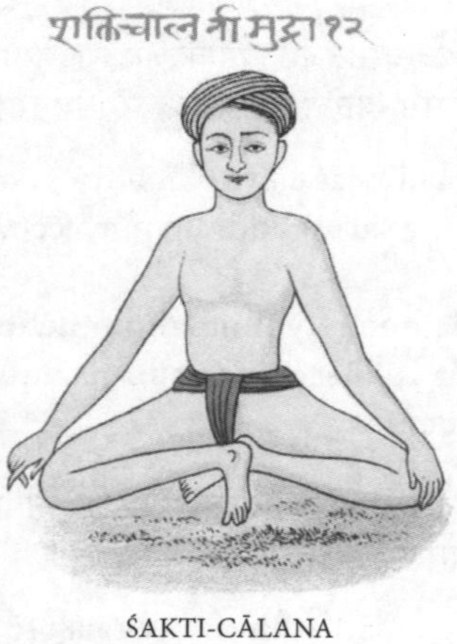

ŚAKTI-CĀLANA

COMENTÁRIO: A ŚAKTI é o grande poder feminino que deve ser despertado (colocado em movimento) no YOGA. O parágrafo anterior indica vários outros nomes que lhe podem ser dados: KUṬILĀṄGĪ vem de KUṬILA, que significa dobrada, curva, redonda, encurvada; é também um

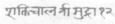

dos nomes do rio SARASVATĪ. Assim, KUṬILĀṄGĪ pode ser traduzida como aquela que tem membros [AṄGAs] sinuosos ou tortuosos. O nome KUṆḌALINĪ já foi explicado antes. BHUJAṄGĪ vem de BHUJA, que significa uma curva, a tromba de um elefante, uma dobra de uma serpente. Assim, BHUJAṄGĪ é aquela que tem membros curvos. O nome ĪŚVARĪ significa soberana, aquela que tem domínio ou poder sobre tudo. KUṆḌALĪ significa a enrolada. ARUNDHATĪ é uma palavra que contém a negação de RUDH, que significa obstruir, interromper, restringir, segurar. Assim, ARUNDHATĪ é aquela para quem não existem barreiras ou obstáculos.

HYP.III.105. Assim como uma porta é aberta com uma chave, da mesma forma o YOGIN perfura a porta da libertação pela força [HAṬHA] da KUṆḌALINĪ.

उद्घाटयेत्कपाटं तु यथा कुंचिकया हठात् ।
कुण्डलिन्या तथा योगी मोक्षद्वारं विभेदयेत् ॥ ३-१०५ ॥

udghāṭayet kapāṭaṃ tu yathā kuṃcikayā haṭhāt |
kuṇḍalinyā tathā yogī mokṣadvāraṃ vibhedayet || HYP.III.105 ||

HYP.III.106. Por ela se atinge o caminho [MĀRGA] da morada [STHĀNA] de BRAHMAN, livre das doenças. A soberana suprema [PARAMEŚVARĪ] dorme fechando com sua boca essa abertura.

येन मार्गेण गन्तव्यं ब्रह्म-स्थानं निरामयम् ।
मुखेनाच्छाद्य तद्वारं प्रसुप्ता परमेश्वरी ॥ ३-१०६ ॥

yena mārgeṇa gantavyaṃ brahma-sthānaṃ nirāmayam |
mukhenācchādya tad vāraṃ prasuptā parameśvarī || HYP.III.106 ||

COMENTÁRIO: Em uma pessoa que ainda não despertou o grande poder feminino, a KUṆḌALINĪ está fechando o caminho da SUṢUMṆĀ, que leva até a abertura de BRAHMAN (ou seja, BRAHMA-RANDHRA) no topo do crânio.

HYP.III.107. A ŚAKTI KUṆḌALINĪ, que está adormecida sobre o bulbo [KANDA], dá a libertação para o YOGIN e aprisiona os ignorantes. Aquele que a conhece, conhece o YOGA.

कन्दोर्ध्वे कुण्डली शक्तिः सुप्ता मोक्षाय योगिनाम् ।
बन्धनाय च मूढानां यस्तां वेत्ति स योगवित् ॥ ३-१०७ ॥

kandordhve kuṇḍalī śaktiḥ suptā mokṣāya yoginām |
bandhanāya ca mūḍhānāṃ yas tāṃ vetti sa yogavit || HYP.III.107 ||

COMENTÁRIO: A palavra KANDA representa um bulbo de uma planta, ou um tubérculo, ou qualquer coisa inchada, e também um nó. Ele será descrito mais adiante (HYP.III.113).

HYP.III.108. KUṆḌALĪ é descrita com a forma sinuosa [KUṬILA] como uma serpente [SARPA]. Quem conseguir mover [CALITA] a ŚAKTI será um liberto [MUKTA], não há dúvidas sobre isso.

कुण्डली कुटिलाकारा सर्पवत्परिकीर्तिता ।
सा शक्तिश्चालिता येन स मुक्तो नात्र संशयः ॥ ३-१०८ ॥

kuṇḍalī kuṭilākārā sarpavat parikīrtitā |
sā śaktiś cālitā yena sa mukto nātra saṃśayaḥ || HYP.III.108 ||

HYP.III.109. Entre a GAṄGĀ e a YAMUNĀ, uma criança [BĀLA] viúva [RAṆḌĀ] pratica ascetismo [TAPAS]. Agarrando-a pela força [BALA], atinge-se o mais elevado nível de VIṢṆU.

गङ्गा-यमुनयोर्मध्ये बाल-रण्डां तपस्विनीम् ।
बलात्कारेण गृह्णीयात्तद्विष्णोः परमं पदम् ॥ ३-१०९ ॥

gaṅgā-yamunayor madhye bāla-raṇḍāṃ tapasvinīm |
balātkāreṇa gṛhṇīyāt tad viṣṇoḥ paramaṃ padam || HYP.III.109 ||

COMENTÁRIO: Este parágrafo apresenta uma analogia um pouco chocante e grosseira para o despertar da KUṆḌALINĪ. Ela é comparada a uma criança viúva. Na Índia, era comum que as meninas se casassem ainda crianças, embora continuassem a viver com a família até a adolescência. Se, nessa situação, seu marido morresse, elas não teriam mais o direito de casar. Não podiam mais fazer parte da estrutura social, e muitas vezes se tornavam prostitutas ou ascetas. Enquanto a KUṆḌALINĪ não é colocada em movimento e levada até o topo da cabeça, ela está isolada e pode ser comparada a uma viúva. Aqui, o texto se refere a uma asceta ou TAPASVINĪ – uma palavra que se aplica também às mendigas e miseráveis. A palavra TAPAS significa calor, e também sofrimento, ou esforço intenso, austeridade, ascetismo. No texto citado anteriormente, é utilizada para representar a intensa energia que está concentrada na KUṆḌALINĪ. Os rios sagrados GAṄGĀ e YAMUNĀ representam aqui as duas NĀḌĪS laterais, IḌĀ e PIṄGALĀ, como será explicado a seguir. KUṆḌALINĪ deve ser agarrada à força, isto é, por meio de HAṬHA. A expressão "o nível mais elevado de VIṢṆU" é tirada de um hino do ṚGVEDA: "Os príncipes contemplam para sempre aquele nível mais elevado de VIṢṆU, que está colocado como se fosse um olho no céu. Este lugar mais elevado de VIṢṆU, os sábios que estão sempre vigilantes e que amam as canções sagradas, iluminam" (ṚGVEDA I.22.20-21). "Aquilo que está além da matéria, do espírito, da manifestação e do tempo: essa pureza que os sábios contemplam é a morada suprema de VIṢṆU" (VIṢṆU PURĀṆA I.2.16).

HYP.III.110. A sagrada GAṄGĀ é IḌĀ, e YAMUNĀ é a NADĪ PIṄGALĀ. A criança viúva que está entre IḌĀ e PIṄGALĀ é KUṆḌALĪ.

इडा भगवती गङ्गा पिङ्गला यमुना नदी ।
इडा-पिङ्गलयोर्मध्ये बालरण्डा च कुण्डली ॥ ३-११० ॥

iḍā bhagavatī gaṅgā piṅgalā yamunā nadī |
iḍā-piṅgalayor madhye bālaraṇḍā ca kuṇḍalī || HYP.III.110 ||

HYP.III.111. Deve-se despertar a cobra [BHUJAṄGĪ] que está adormecida agarrando-a pela cauda. Então esta poderosa [ŚAKTI] abandona o seu sonho [NIDRĀ] e sobe, pela força [HAṬHA].

पुच्छे प्रगृह्य भुजङ्गीं सुप्तामुद्बोधयेच्च ताम् ।
निद्रां विहाय सा शक्तिरूर्ध्वमुत्तिष्ठते हठात् ॥ ३-१११ ॥

pucche pragṛhya bhujaṅgīṃ suptām udbodhayec ca tām |
nidrāṃ vihāya sā śaktir ūrdhvam uttiṣṭhate haṭhāt || HYP.III.111 ||

HYP.III.112. Esta cobra com capelo [PHAṆĀVATĪ], adormecida, deve ser movida ao amanhecer e ao entardecer por uma hora e meia [PRAHARA-ARDHA-MĀTRA]. Agite-a sempre capturando-a e mantendo-se unido [YUKTA], envolvendo-a [PARIDHĀNA] pela inalação solar.

अवस्थिता चैव फणावती सा
प्रातश्च सायं प्रहरार्ध-मात्रम् ।
प्रपूर्य सूर्यात्परिधान-युक्त्या
प्रगृह्य नित्यं परिचालनीया ॥ ३-११२ ॥

avasthitā caiva phaṇāvatī sā
prātaś ca sāyaṃ praharārdha-mātram |
prapūrya sūryāt paridhāna-yuktyā
pragṛhya nityaṃ paricālanīyā || HYP.III.112 ||

COMENTÁRIO: A expressão PHAṆĀVATĪ representa a cobra (NĀGA) que tem o pescoço e a cabeça bem largos. Está aqui sendo utilizada para representar a KUṆḌALINĪ. A palavra PARIDHĀNA significa envolver com um tecido ou cinto, ou embrulhar. A força vital inalada pelo canal da direita deve ser canalizada para envolver KUṆḌALINĪ, como se ela fosse enrolada por um cinto.

HYP.III.113. Tem a medida de um palmo de altura e quatro dedos de largura. É caracterizado como envolto por um tecido com aparência suave, radiante.

ऊर्ध्वं वितस्ति-मात्रं तु विस्तारं चतुरङ्गुलम् ।
मृदुलं धवलं प्रोक्तं वेष्टिताम्बर-लक्षणम् ॥ ३-११३ ॥

ūrdhvaṃ vitasti-mātraṃ tu vistāraṃ caturaṅgulam |
mṛdulaṃ dhavalaṃ proktaṃ veṣṭitāmbara-lakṣaṇam || HYP.III.113 ||

COMENTÁRIO: Esta é uma descrição do "bulbo" [KANDA]. Embora neste parágrafo não apareça tal palavra, ela está presente no parágrafo seguinte (HYP.III.114), no qual fica claro que o KANDA está localizado perto do períneo.

HYP.III.114. Assentado na postura do raio [VAJRĀSANA], segurando fixamente os dois pés, ele deve apertar a região perto do bulbo [KANDA] com os tornozelos.

सति वज्रासने पादौ कराभ्यां धारयेद्दृढम् ।
गुल्फ-देश-समीपे च कन्दं तत्र प्रपीडयेत् ॥ ३-११४ ॥

sati vajrāsane pādau karābhyāṃ dhārayed dṛḍham |
gulpha-deśa-samīpe ca kandaṃ tatra prapīḍayet || HYP.III.114 ||

HYP.III.115. O YOGIN, firme na postura de VAJRĀSANA, depois de movimentar a KUṆḌALĪ, deve praticar constantemente o fole [BHASTRIKA], para despertar rapidamente KUṆḌALĪ.

वज्रासने स्थितो योगी चालयित्वा च कुण्डलीम् ।
कुर्यादनन्तरं भस्त्रां कुण्डलीमाशु बोधयेत् ॥ ३-११५ ॥

vajrāsane sthito yogī cālayitvā ca kuṇḍalīm |
kuryād anantaraṃ bhastrāṃ kuṇḍalīm āśu bodhayet || HYP.III.115 ||

HYP.III.116. Então ele deve mover a KUṆḌALĪ comprimindo o brilho [BHĀNU]. Mesmo se estiver na porta da morte [MṚTYU], por que ele teria medo de morrer?

भानोराकुञ्चनं कुर्यात्कुण्डलीं चालयेत्ततः ।
मृत्यु-वक्त्र-गतस्यापि तस्य मृत्यु-भयं कुतः ॥ ३-११६ ॥

bhānor ākuñcanaṃ kuryāt kuṇḍalīṃ cālayet tataḥ |
mṛtyu-vaktra-gatasyāpi tasya mṛtyu-bhayaṃ kutaḥ || HYP.III.116 ||

COMENTÁRIO: A palavra BHĀNU significa brilho ou esplendor, e é também utilizada para representar o Sol. Neste parágrafo, a palavra está indicando o CAKRA solar, na região do umbigo. A compressão ou contração dessa região é feita por meio de UḌḌĪYĀNA-BANDHA.

HYP.III.117. Movendo-a assim, sem temor, durante dois MUHŪRTAs, ela sobe um pouco através da SUṢUMṆĀ.

मुहूर्त-द्वय-पर्यन्तं निर्भयं चालनादसौ ।
ऊर्ध्वमाकृष्यते किंचित्सुषुम्णायां समुद्गता ॥ ३-११७ ॥

muhūrta-dvaya-paryantaṃ nirbhayaṃ cālanād asau |
ūrdhvam ākṛṣyate kiṃcit suṣumṇāyāṃ samudgatā || HYP.III.117 ||

COMENTÁRIO: MUHŪRTA é uma unidade de tempo que corresponde a um dia dividido em 30 partes, ou seja, 48 minutos. Portanto, o tempo total de prática deve ser de 96 minutos, cerca de uma hora e meia, para que seja produzido algum efeito.

HYP.III.118. Assim, a KUṆḌALINĪ certamente se afasta da boca da SUṢUMṆĀ, e então o PRĀṆA pode se mover livremente na SUṢUMṆĀ.

तेन कुण्डलिनी तस्याः सुषुम्णाया मुखं ध्रुवम् ।
जहाति तस्मात्प्राणोऽयं सुषुम्णां व्रजति स्वतः ॥ ३-११८ ॥

tena kuṇḍalinī tasyāḥ suṣumṇāyā mukhaṃ dhruvam |
jahāti tasmāt prāṇo'yaṃ suṣumṇāṃ vrajati svataḥ || HYP.III.118 ||

HYP.III.119. Portanto, deve-se movimentar constantemente essa ARUNDHATĪ que dorme tranquilamente. Quando ela for movida assim, o YOGIN ficará livre das doenças.

तस्मात्संचालयेन्नित्यं सुख-सुप्तामरुन्धतीम् ।
तस्याः संचालनेनैव योगी रोगैः प्रमुच्यते ॥ ३-११९ ॥

tasmāt saṃcālayen nityaṃ sukha-suptām arundhatīm |
tasyāḥ saṃcālanenaiva yogī rogaiḥ pramucyate || HYP.III.119 ||

HYP.III.120. O YOGIN que movimenta a ŚAKTI obtém as perfeições [SIDDHIs]. O que mais pode ser dito? Ele vence o tempo [KĀLA] como se estivesse brincando.

येन संचालिता शक्तिः स योगी सिद्धि-भाजनम् ।
किमत्र बहुनोक्तेन कालं जयति लीलया ॥ ३-१२० ॥

yena saṃcālitā śaktiḥ sa yogī siddhi-bhājanam |
kim atra bahunoktena kālaṃ jayati līlayā || HYP.III.120 ||

HYP.III.121. Respeitando BRAHMACARYA, seguindo sempre uma dieta moderada, os poderes [SIDDHIs] se manifestam depois de um ciclo [MAṆḌALA], se o YOGIN praticar KUṆḌALĪ.

ब्रह्मचर्य-रतस्यैव नित्यं हित-मिताशिनः ।
मण्डलाद्दृश्यते सिद्धिः कुण्डल्य्-अभ्यास-योगिनः ॥ ३-१२१ ॥

brahmacarya-ratasyaiva nityaṃ hita-mitāśinaḥ |
maṇḍalād dṛśyate siddhiḥ kuṇḍaly-abhyāsa-yoginaḥ || HYP.III.121 ||

COMENTÁRIO: O ciclo (ou, literalmente, círculo, MAṆḌALA) é explicado pelos comentadores como um período de 40 dias.

HYP.III.122. Depois de ter colocado em movimento a KUṆḌALĪ, deve-se praticar especialmente o fole [BHASTRA]. Aquele que pratica assim e observa as proibições [YAMAs] não tem nada a temer do senhor da morte [YAMA].

कुण्डलीं चालयित्वा तु भस्त्रां कुर्याद्विशेषतः ।
एवमभ्यस्यतो नित्यं यमिनो यम-भीः कुतः ॥ ३-१२२ ॥

kuṇḍalīṃ cālayitvā tu bhastrāṃ kuryād viśeṣataḥ |
evam abhyasyato nityaṃ yamino yama-bhīḥ kutaḥ || HYP.III.122 ||

COMENTÁRIO: A palavra YAMA é utilizada aqui em dois sentidos diferentes. Primeiramente, para indicar as proibições éticas; depois, para se referir ao DEVA YAMA, "o proibidor", que é o guardião dos mortos.

HYP.III.123. Para limpar as impurezas das 72 mil NĀḌĪs, que outras práticas precisam ser utilizadas, além da movimentação de KUṆḌALINĪ?

द्वा-सप्तति-सहस्राणां नाडीनां मल-शोधने ।
कुतः प्रक्षालनोपायः कुण्डल्य्-अभ्यसनादृते ॥ ३-१२३ ॥

dvā-saptati-sahasrāṇāṃ nāḍīnāṃ mala-śodhane |
kutaḥ prakṣālanopāyaḥ kuṇḍaly-abhyasanād ṛte || HYP.III.123 ||

HYP.III.124. A NĀḌĪ do meio se endireita pela prática do YOGIN que realiza ĀSANA, PRĀṆAYAMA, SAṂYĀMA e MUDRĀ.

इयं तु मध्यमा नाडी दृढाभ्यासेन योगिनाम् ।
आसन-प्राण-संयाम-मुद्राभिः सरला भवेत् ॥ ३-१२४ ॥

iyaṃ tu madhyamā nāḍī dṛḍhābhyāsena yogināṃ |
āsana-prāṇa-saṃyāma-mudrābhiḥ saralā bhavet || HYP.III.124 ||

COMENTÁRIO: SAṂYĀMA é a conjunção de concentração, meditação e união (DHĀRAṆĀ, DHYĀNA e SAMĀDHI – os três membros internos do RĀJA-YOGA) de PATAÑJALI. O parágrafo a seguir também menciona o SAMĀDHI.

HYP.III.125. Com a prática da mente [MANAS] desperta [VINIDRĀ], estável em SAMĀDHI, RUDRĀṆĪ, a melhor MUDRĀ, e as outras, produzem a perfeição [SIDDHI].

अभ्यासे तु विनिद्राणां मनो धृत्वा समाधिना ।
रुद्राणी वा परा मुद्रा भद्रां सिद्धिं प्रयच्छति ॥ ३-१२५ ॥

abhyāse tu vinidrāṇāṃ mano dhṛtvā samādhinā |
rudrāṇī vā parā mudrā bhadrāṃ siddhiṃ prayacchati || HYP.III.125 ||

COMENTÁRIO: RUDRĀṆĪ é a companheira de RUDRA, que é um dos nomes de ŚIVA ou ŚAMBHU. RUDRĀṆĪ-MUDRĀ é explicado pelos comentadores como um outro nome de ŚAMBHAVĪ-MUDRĀ.

HYP.III.126. Sem RĀJA-YOGA não há terra [PṚTHVĪ], sem RĀJA-YOGA não há noite [NIŚĀ], sem RĀJA-YOGA parece não existir as muitas MUDRĀs.

राज-योगं विना पृथ्वी राज-योगं विना निशा ।
राज-योगं विना मुद्रा विचित्रापि न शोभते ॥ ३-१२६ ॥

rāja-yogaṃ vinā pṛthvī rāja-yogaṃ vinā niśā |
rāja-yogaṃ vinā mudrā vicitrāpi na śobhate || HYP.III.126 ||

COMENTÁRIO: Os comentadores interpretam a "terra", citada anteriormente, representando as posturas (ĀSANA) e a "noite" representando as retenções (KUMBHAKA). Este parágrafo enfatiza a conexão entre RĀJA-YOGA e HAṬHA-YOGA. É necessário utilizar os membros internos do RĀJA-YOGA – ou seja, concentração, meditação e união (DHĀRAṆĀ, DHYĀNA e SAMĀDHI) para poder obter os resultados superiores do HAṬHA-YOGA. Veja-se também o parágrafo seguinte, que prossegue reforçando a mesma ideia.

HYP.III.127. Ele deve praticar o controle dos ventos [MĀRUTs] com a mente [MANAS] conectada [YUKTA]. Os sábios não permitem que as atividades [VṚTTI] da mente [MANAS] se movam de outras formas.

मारुतस्य विधिं सर्वं मनो-युक्तं समभ्यसेत् ।
इतरत्र न कर्तव्या मनो-वृत्तिर्मनीषिणा ॥ ३-१२७ ॥

mārutasya vidhiṃ sarvaṃ mano-yuktaṃ samabhyaset |
itaratra na kartavyā mano-vṛttir manīṣiṇā || HYP.III.127 ||

COMENTÁRIO: YOGA significa união ou conexão, e a prática do HAṬHA-YOGA exige que a mente também esteja conectada. Assim, um exercício de respiração no qual apenas se preste atenção aos aspectos fisiológicos, não é

YOGA. A segunda frase do parágrafo anterior fala das atividades da mente (MANO-VṚTTI), uma expressão semelhante à que aparece no início dos YOGA-SŪTRAs de PATAÑJALI, quando é mencionado que YOGA é o controle das atividades da mente (CITTA-VṚTTI).

HYP.III.128. Essas dez MUDRĀs foram descritas pelo mestre primordial ŚAMBHU. Cada uma delas é capaz de proporcionar grandes poderes [SIDDHIs] àquele que respeita as proibições [YAMAs].

इति मुद्रा दश प्रोक्ता आदिनाथेन शम्भुना ।
एकैका तासु यमिनां महा-सिद्धि-प्रदायिनी ॥ ३-१२८ ॥

iti mudrā daśa proktā ādināthena śambhunā |
ekaikā tāsu yamināṃ mahā-siddhi-pradāyinī || HYP.III.128 ||

HYP.III.129. Aquele que dê o ensinamento dessas MUDRĀs, de acordo com a transmissão tradicional [SĀMPRADĀYA], é realmente o mestre sagrado [ŚRĪ-GURU], um monge [SVĀMI] e a encarnação do Governante [ĪŚVARA].

उपदेशं हि मुद्राणां यो दत्ते साम्प्रदायिकम् ।
स एव श्री-गुरुः स्वामी साक्षादीश्वर एव सः ॥ ३-१२९ ॥

upadeśaṃ hi mudrāṇāṃ yo datte sāmpradāyikam |
sa eva śrī-guruḥ svāmī sākṣād īśvara eva saḥ || HYP.III.129 ||

COMENTÁRIO: A transmissão dessas práticas deve ser feita seguindo o ensino tradicional, de mestre para discípulo, através das gerações. Aquele que recebeu os ensinamentos dessa forma, conseguiu praticá-los e obter êxito [SIDDHI], e, por sua vez, os ensina a outras pessoas é o verdadeiro GURU, e é considerado um representante da divindade na Terra.

HYP.III.130. Aquele que se devota à prática de MUDRĀs, de acordo com o ensinamento supremo, supera o tempo [KĀLA] e domina todos os poderes naturais [GUṆAs], além de obter AṆIMĀ e os outros poderes.

तस्य वाक्य-परो भूत्वा मुद्राभ्यासे समाहितः ।
अणिमादि-गुणैः सार्धं लभते काल-वञ्चनम् ॥ ३-१३० ॥

tasya vākya-paro bhūtvā mudrābhyāse samāhitaḥ |
aṇimādi-guṇaiḥ sārdhaṃ labhate kāla-vañcanam || HYP.III.130 ||

COMENTÁRIO: Como já foi explicado anteriormente (**HYP.III.8**), os oito poderes divinos são AṆIMĀ (tornar-se minúsculo), MAHIMĀ (tornar-se imenso), LAGHIMĀ (tornar-se muito leve), GARIMĀ (tornar-se muito pesado), PRĀPTI (atingir qualquer lugar), PRĀKĀMYA (desejo irresistível), VAŚITVA (vontade irresistível) e IŚITVA (supremacia divina).

Esta foi a terceira parte da HAṬHA-PRADĪPIKĀ

इति हठ-प्रदीपिकायां तृतीयोपदेशः ।

iti haṭha-pradīpikāyāṃ tṛtīyopadeśaḥ |

Capítulo 4

॥ ४ ॥ चतुर्थोपदेशः

caturthopadeśaḥ

HYP.IV.1. Louvor a ŚIVA, o GURU que é a essência [ĀTMAN] de NĀDA, BINDU e KALĀ. Quem é totalmente devotado a ele, atinge o estado sem impurezas.

नमः शिवाय गुरवे नाद-बिन्दु-कलात्मने ।
निरञ्जन-पदं याति नित्यं तत्र परायणः ॥ ४-१ ॥

namaḥ śivāya gurave nāda-bindu-kalātmane |
nirañjana-padaṃ yāti nityaṃ tatra parāyaṇaḥ || HYP.IV.1 ||

COMENTÁRIO: Como já se viu, NĀDA e BINDU são dois sons, representados respectivamente pela meia-lua e pelo ponto do OṀ. KALĀ significa uma pequena porção de alguma coisa, uma partícula. Mais especificamente, é utilizada para indicar 1/16 de alguma medida. Pode também representar um átomo ou um embrião logo depois da fecundação da fêmea. Também se usa essa palavra para indicar as frações do crescimento e da redução da Lua com o passar dos dias. Aqui, está representando o "embrião" que é o resultado da união de NĀDA e BINDU.

4.1 Práticas para obter SAMĀDHI

HYP.IV.2. Aqui e agora, explicarei o melhor método para o SAMĀDHI, que destrói a morte [MṚTYU], causa a alegria [SUKHA] e é o mais excelente caminho para atingir a beatitude [ĀNANDA] de BRAHMAN.

अथेदानीं प्रवक्ष्यामि समाधिक्रममुत्तमम् ।
मृत्युघ्नं च सुखोपायं ब्रह्मानन्द-करं परम् ॥ ४-२ ॥

athedānīṃ pravakṣyāmi samādhikramam uttamam |
mṛtyughnaṃ ca sukhopāyaṃ brahmānanda-karaṃ param || HYP.IV.2 ||

COMENTÁRIO: O SAMĀDHI é o membro mais avançado do YOGA, consistindo em uma união direta entre a pessoa e aquilo em que ela estava meditando, eliminando todas as dualidades e levando a um estado alterado de consciência que não pode ser descrito conceitualmente. Pelo SAMĀDHI se pode atingir o absoluto (BRAHMAN) e vivenciar suas características, uma das quais é a beatitude ou felicidade perfeita (ĀNANDA). A palavra ĀNANDA vem de NAND, que significa deliciar-se, alegrar-se, ficar satisfeito, ficar contente. Quando se atinge ĀNANDA, já não se sente falta de nada, tudo foi obtido, é um estado no qual se obteve a plenitude, e não é possível pensar em nada melhor ou preferível.

HYP.IV.3. RĀJA-YOGA, SAMĀDHI, UNMANĪ, MANONMANĪ, AMARATVA, LAYA, TATTVA, ŚŪNYĀŚŪNYA, PARA-PADA,

HYP.IV.4. AMANASKA, ADVAITA, NIRĀLAMBA, NIRAÑJANA, JĪVANMUKTI, SAHAJĀ e TURYĀ, todos esses falam sobre uma só coisa [EKA].

राज-योगः समाधिश्च उन्मनी च मनोन्मनी ।
अमरत्वं लयस्तत्त्वं शून्याशून्यं परं पदम् ॥ ४-३ ॥
अमनस्कं तथाद्वैतं निरालम्बं निरञ्जनम् ।
जीवन्मुक्तिश्च सहजा तुर्या चेत्येक-वाचकाः ॥ ४-४ ॥

rāja-yogaḥ samādhiś ca unmanī ca manonmanī |
amaratvaṃ layas tattvaṃ śūnyāśūnyaṃ paraṃ padam || HYP.IV.3 ||
amanaskaṃ tathādvaitaṃ nirālambaṃ nirañjanam |
jīvanmuktiś ca sahajā turyā cety eka-vācakāḥ || HYP.IV.4 ||

COMENTÁRIO: Há muitas expressões diferentes que se referem todas ao SAMĀDHI. Os dois parágrafos anteriores, indicam muitas delas. UNMANĪ é o estado que ultrapassa o funcionamento normal da mente (MANAS), também chamado de MANONMANĪ, ou "mente sem mente". AMARATVA é a imortalidade; LAYA é a dissolução (da mente); TATTVA é a realidade (que é encontrada diretamente no estado de SAMĀDHI); ŚŪNYĀŚŪNYA é o vazio não vazio (uma descrição paradoxal para a vivência obtida em SAMĀDHI); PARAM-PADA é o estado mais elevado; AMANASKA é a suspensão das atividades da mente; ADVAITA é a não dualidade; NIRĀLAMBA é um estado sem suporte (que não depende de outra coisa); NIRAÑJANA é o estado imaculado; JĪVANMUKTI é a libertação atingida ainda durante a vida; SAHAJĀ é o estado natural ou espontâneo;

e TURYĀ é o "quarto estado", diferente do estado desperto, do estado de sonhos e do estado de sono sem sonhos. Na verdade, essas palavras não são sinônimos, embora estejam intimamente relacionadas. Elas indicam vários aspectos diferentes daquilo que se pode vivenciar no SAMĀDHI. É muito interessante que o texto inclua entre esses quase-sinônimos RĀJA-YOGA, indicando assim que a essência do RĀJA-YOGA é a vivência do SAMĀDHI.

HYP.IV.5. Assim como um grão de sal lançado na água se mistura e se unifica com ela, da mesma forma ocorre o SAMĀDHI quando a mente [MANAS] e o eu interno [ĀTMAN] atingem a unidade.

सलिले सैन्धवं यद्वत्साम्यं भजति योगतः ।
तथात्म-मनसोरैक्यं समाधिरभिधीयते ॥ ४-५ ॥

salile saindhavaṃ yadvat sāmyaṃ bhajati yogataḥ |
tathātma-manasor aikyaṃ samādhir abhidhīyate || HYP.IV.5 ||

COMENTÁRIO: O ĀTMAN é o núcleo mais interno do ser humano, é o Eu autêntico, idêntico ao Absoluto (BRAHMAN), segundo o ensinamento das UPANIṢADs. A mente (MANAS), por outro lado, é um simples órgão interno, que coordena os órgãos dos sentidos e das ações, e que tem por atributos o pensamento, as sensações, a memória etc. Porém, no estado de SAMĀDHI, todos os conteúdos usuais da mente se dissolvem, e a pessoa consegue contemplar seu Eu interno.

HYP.IV.6. Quando o PRĀṆA se aquieta e a mente [MANAS] se dissolve, esse estado de unidade de sabor se chama SAMĀDHI.

यदा संक्षीयते प्राणो मानसं च प्रलीयते ।
तदा समरसत्वं च समाधिरभिधीयते ॥ ४-६ ॥

yadā saṃkṣīyate prāṇo mānasaṃ ca pralīyate |
tadā samarasatvaṃ ca samādhir abhidhīyate || HYP.IV.6 ||

COMENTÁRIO: O funcionamento da mente está intimamente relacionado à respiração. Pela retenção da respiração, pode-se interromper o fluxo mental ordinário, facilitando assim a concentração. A dissolução total das atividades comuns da mente pode ser obtida pelo aquietamento completo do PRĀṆA.

HYP.IV.7. Essa igualdade e unificação do eu vivo [JĪVĀTMAN] com o eu supremo [PARAMĀTMAN], quando todas as determinações mentais [SAṄKALPA] são abolidas, é chamada de SAMĀDHI.

तत्-समं च द्वयोरैक्यं जीवात्म-परमात्मनोः ।
प्रनष्ट-सर्व-सङ्कल्पः समाधिः सोऽभिधीयते ॥ ४-७ ॥

tat-samaṃ ca dvayor aikyaṃ jīvātma-paramātmanoḥ |
pranaṣṭa-sarva-saṅkalpaḥ samādhiḥ so'bhidhīyate || HYP.IV.7 ||

COMENTÁRIO: O eu vivo, ou eu individual, é aquele que está conectado a um corpo. O eu supremo é o absoluto, BRAHMAN. Na verdade, eles são uma só coisa, mas não percebemos essa unidade em nosso estado mental ordinário. No estado de SAMĀDHI, esta e outras distinções mentais são abolidas, atingindo-se a unificação.

HYP.IV.8. Quem pode conhecer realmente a grandiosidade do RĀJA--YOGA? Pela instrução da palavra do GURU se obtêm sabedoria [JÑĀNA], libertação [MUKTI], estabilidade [STHITI] e perfeição [SIDDHI].

राज-योगस्य माहात्म्यं को वा जानाति तत्त्वतः ।
ज्ञानं मुक्तिः स्थितिः सिद्धिर्गुरु-वाक्येन लभ्यते ॥ ४-८ ॥

rāja-yogasya māhātmyaṃ ko vā jānāti tattvataḥ |
jñānaṃ muktiḥ sthitiḥ siddhir guru-vākyena labhyate || HYP.IV.8 ||

COMENTÁRIO: A estabilidade é permanecer constantemente no mesmo estado. Antes de conseguir isso, a pessoa pode ter estados temporários de SAMĀDHI, porém sua mente retorna ao funcionamento comum, depois de pouco tempo.

HYP.IV.9. É difícil a renúncia [TYĀGA] aos objetos dos sentidos, é difícil obter a visão [DARŚANA] da realidade [TATTVA], é difícil obter o estado espontâneo [SAHAJĀ-AVASTHĀ] sem a compaixão de um verdadeiro GURU.

दुर्लभो विषय-त्यागो दुर्लभं तत्त्व-दर्शनम् ।
दुर्लभा सहजावस्था सद्-गुरोः करुणां विना ॥ ४-९ ॥

durlabho viṣaya-tyāgo durlabhaṃ tattva-darśanam |
durlabhā sahajāvasthā sad-guroḥ karuṇāṃ vinā || HYP.IV.9 ||

COMENTÁRIO: O estado espontâneo, ou natural, ou inato (SAHAJĀ-AVASTHĀ) corresponde à nossa própria natureza, que normalmente está encoberta por camadas de impurezas provenientes do acúmulo de muitas vidas. Com a ajuda de um GURU, é possível ir purificando esses obstáculos e atingir sua própria espontaneidade, libertando assim a energia divina interna pessoal.

HYP.IV.10. Quando, por meio de vários ĀSANAs e diversos KUMBHAKAs e outras práticas a grande potência [MAHĀ-ŚAKTI] é desperta [PRABUDDHA], o PRĀṆA se dissolve no vazio [ŚŪNYA].

विविधैरासनैः कुभैर्विचित्रैः करणैरपि ।
प्रबुद्धायां महा-शक्तौ प्राणः शून्ये प्रलीयते ॥ ४-१० ॥

vividhair āsanaiḥ kubhair vicitraiḥ karaṇair api |
prabuddhāyāṃ mahā-śaktau prāṇaḥ śūnye pralīyate || HYP.IV.10 ||

COMENTÁRIO: Nota-se aqui uma influência do pensamento budista. PRABUDDHA significa aquele que despertou, o iluminado. BUDDHA é o desperto ou iluminado, aquele que desenvolveu sua BUDDHI. A BUDDHI é um órgão interno, diferente da mente (MANAS), que está mais próximo do Eu (ĀTMAN) e permite captar a realidade (TATTVA) de uma forma direta, sem a interferência do pensamento e dos conceitos. A palavra ŚŪNYA, vazio, é também muito utilizada no budismo para indicar a essência da realidade e o estado que se atinge quando o funcionamento usual da mente é interrompido. Porém, no HAṬHA-YOGA, o despertar se refere ao poder feminino (ŚAKTI) ou KUṆḌALINĪ, e o vazio se refere à região no topo da cabeça (BRAHMARANDHRA), onde o PRĀṆA se dissolve.

HYP.IV.11. Tendo despertado a ŚAKTI e renunciado a todas as atividades [KARMAN], o YOGIN atingirá de forma natural o estado espontâneo [SAHAJĀ-AVASTHĀ].

उत्पन्न-शक्ति-बोधस्य त्यक्त-निःशेष-कर्मणः ।
योगिनः सहजावस्था स्वयमेव प्रजायते ॥ ४-११ ॥

utpanna-śakti-bodhasya tyakta-niḥśeṣa-karmaṇaḥ |
yoginaḥ sahajāvasthā svayam eva prajāyate || HYP.IV.11 ||

COMENTÁRIO: Costuma-se confundir o conceito indiano de KARMAN com sua interpretação popular ocidental. KARMAN vem do verbo KṚ, que significa agir, atuar, realizar. Assim, KARMAN significa ação, ato, podendo representar os atos religiosos ou rituais realizados para obter algum resultado futuro, ou qualquer outra ação intencional. Cada ação realizada com alguma intenção, boa ou má, acumula mérito ou demérito, e estes produzem resultados no futuro, prendendo a pessoa ao mundo e produzindo renascimentos. A libertação espiritual só ocorre quando a pessoa se liberta das ações intencionais e age de forma natural ou espontânea, sem expectativa de qualquer resultado. No HAṬHA-YOGA, consegue-se essa transformação com o despertar da ŚAKTI, que desperta o dinamismo interno e interrompe a realização de ações motivadas por aquilo que nos é externo.

HYP.IV.12. Quando o PRĀṆA flui pela SUṢUMṆĀ e a mente [MANAS] penetra no vazio [ŚŪNYA], o conhecedor do YOGA [YOGAVIT] arranca as raízes de todas as ações [KARMAN].

सुषुम्णा-वाहिनि प्राणे शून्ये विशति मानसे ।
तदा सर्वाणि कर्माणि निर्मूलयति योगवित् ॥ ४-१२ ॥

suṣumṇā-vāhini prāṇe śūnye viśati mānase |
tadā sarvāṇi karmāṇi nirmūlayati yogavit || HYP.IV.12 ||

COMENTÁRIO: Este parágrafo reafirma a importância de extirpar a fonte das ações intencionais. O vazio se refere à região no topo da cabeça (BRAHMARANDHRA), onde a mente se dissolve juntamente com o PRĀṆA.

HYP.IV.13. Eu te saúdo, ó imortal [AMARĀ]! Você venceu até mesmo o tempo [KĀLA], em cuja boca todo esse universo, móvel e imóvel, foi tragado.

अमराय नमस्तुभ्यं सोऽपि कालस्त्वया जितः ।
पतितं वदने यस्य जगदेतच्चराचरम् ॥ ४-१३ ॥

amarāya namas tubhyaṃ so'pi kālas tvayā jitaḥ |
patitaṃ vadane yasya jagad etac carācaram || HYP.IV.13 ||

COMENTÁRIO: A imortal (AMARĀ) é a ŚAKTI, que é quem vence todos os obstáculos no caminho do YOGA.

HYP.IV.14. Quando a mente [CITTA] atingiu a igualdade e quando o vento [VĀYU] flui pelo caminho do meio, somente então são realizadas AMAROLĪ, VAJROLĪ e SAHAJOLĪ.

चित्ते समत्वमापन्ने वायौ व्रजति मध्यमे ।
तदामरोली वज्रोली सहजोली प्रजायते ॥ ४-१४ ॥

citte samatvam āpanne vāyau vrajati madhyame |
tadāmarolī vajrolī sahajolī prajāyate || HYP.IV.14 ||

COMENTÁRIO: Aqui é reafirmada a íntima relação entre RĀJA-YOGA e HAṬHA-YOGA. Somente no estado mental de equilíbrio, quando as forças mentais da dualidade foram vencidas, as práticas de AMAROLĪ, VAJROLĪ e SAHAJOLĪ podem produzir todo o seu efeito.

HYP.IV.15. Como se poderia estabelecer a sabedoria [JÑĀNA] na mente [MANAS] enquanto o PRĀṆA, com os outros, está vivo, enquanto a mente [MANAS] não morreu? Aquele que conseguiu dissolver ambos, PRĀṆA e MANAS, somente este atinge a libertação [MOKṢA], nenhum outro.

ज्ञानं कुतो मनसि सम्भवतीह तावत्
प्राणोऽपि जीवति मनो म्रियते न यावत् ।
प्राणो मनो द्वयमिदं विलयं नयेद्यो
मोक्षं स गच्छति नरो न कथंचिदन्यः ॥ ४-१५ ॥

jñānaṃ kuto manasi sambhavatīha tāvat
prāṇo'pi jīvati mano mriyate na yāvat |
prāṇo mano dvayam idaṃ vilayaṃ nayed yo
mokṣaṃ sa gacchati naro na kathaṃcid anyaḥ || HYP.IV.15 ||

COMENTÁRIO: Novamente, o texto indica a íntima relação entre o PRĀṆA e a mente. É preciso ultrapassar tanto a respiração normal quanto o funcionamento normal da mente (o pensamento), para atingir o objetivo. Na verdade, não se pode dizer que a respiração e a mente deixam de existir, mas ficam sob controle e já não atrapalham o YOGIN. Note-se que a sabedoria (JÑĀNA) não pode ser entendida como uma forma de pensamento ou um conteúdo mental, pois ela só pode ser obtida exatamente quando esse funcionamento mental usual é interrompido. A sabedoria vem de uma vivência direta, não mental, que ultrapassa o pensamento e os conceitos.

HYP.IV.16. Tendo aprendido a perfurar a SUṢUMṆĀ e a fazer o vento [VĀYU] se mover pelo caminho do meio, ele deve permanecer em um lugar adequado e controlá-lo no BRAHMARANDHRA.

ज्ञात्वा सुषुम्णासद्-भेदं कृत्वा वायुं च मध्यगम् ।
स्थित्वा सदैव सुस्थाने ब्रह्म-रन्ध्रे निरोधयेत् ॥ ४-१६ ॥

jñātvā suṣumṇāsad-bhedaṃ kṛtvā vāyuṃ ca madhyagam |
sthitvā sadaiva susthāne brahma-randhre nirodhayet || HYP.IV.16 ||

HYP.IV.17. Sol e Lua dividem o tempo [KĀLA] em dia e noite. SUṢUMṆĀ devora o tempo [KĀLA]. Este é um grande segredo.

सूर्य-चन्द्रमसौ धत्तः कालं रात्रिन्दिवात्मकम् ।
भोक्त्री सुषुम्ना कालस्य गुह्यमेतदुदाहृतम् ॥ ४-१७ ॥

sūrya-candramasau dhattaḥ kālaṃ rātrindivātmakam |
bhoktrī suṣumṇā kālasya guhyam etad udāhṛtam || HYP.IV.17 ||

COMENTÁRIO: Sob o ponto de vista do universo que nos cerca, existe o tempo determinado pela sucessão do dia e da noite, pelo domínio do Sol e da Lua. Dentro de nós há também os processos que se alternam, com o predomínio dos aspectos solares e lunares, com o predomínio de IḌĀ e PIṄGALĀ. Quando a KUṆḌALĪ é controlada e se move pelo caminho do meio, até BRAHMARANDHRA, os efeitos de oposição de IḌĀ e PIṄGALĀ são interrompidos, e já não existem as alterações internas.

HYP.IV.18. Nessa gaiola existem 72 mil portas, que são as NĀḌĪs. SUṢUMṆĀ é a que contém a potência feminina de ŚĀMBHU [ŚĀMBHAVĪ ŚAKTI], todas as outras são sem importância.

द्वा-सप्तति-सहस्राणि नाडी-द्वाराणि पञ्जरे ।
सुषुम्णा शाम्भवी शक्तिः शेषास्त्वेव निरर्थकाः ॥ ४-१८ ॥

dvā-saptati-sahasrāṇi nāḍī-dvārāṇi pañjare |
suṣumṇā śāmbhavī śaktiḥ śeṣās tv eva nirarthakāḥ || HYP.IV.18 ||

COMENTÁRIO: ŚĀMBHU é um dos nomes de ŚIVA. O poder feminino associado a ŚIVA é, por isso, chamado de ŚĀMBHAVĪ ŚAKTI.

HYP.IV.19. Tendo conhecimento do vento [VĀYU], deve-se acender o fogo [AGNI] e despertar KUṆḌALINĪ, fazendo com que ela entre na SUṢUMṆĀ, sem qualquer restrição.

वायुः परिचितो यस्मादग्निना सह कुण्डलीम् ।
बोधयित्वा सुषुम्णायां प्रविशेदनिरोधतः ॥ ४-१९ ॥

vāyuḥ paricito yasmād agninā saha kuṇḍalīm |
bodhayitvā suṣumṇāyāṃ praviśed anirodhataḥ || HYP.IV.19 ||

HYP.IV.20. Quando o PRĀṆA flui através da SUṢUMṆĀ, obtém-se realmente MANONMANĪ. Caso contrário, o YOGIN faz apenas esforços inúteis.

सुषुम्णा-वाहिनि प्राणे सिद्ध्यत्येव मनोन्मनी ।
अन्यथा त्वितराभ्यासाः प्रयासायैव योगिनाम् ॥ ४-२० ॥

suṣumṇā-vāhini prāṇe siddhyaty eva manonmanī |
anyathā tv itarābhyāsāḥ prayāsāyaiva yoginām || HYP.IV.20 ||

HYP.IV.21. Quando se amarra o vento [PAVANA], amarra-se também a mente [MANAS]. Quando se amarra a mente, amarra-se também o vento.

पवनो बध्यते येन मनस्तेनैव बध्यते ।
मनश्च बध्यते येन पवनस्तेन बध्यते ॥ ४-२१ ॥

pavano badhyate yena manas tenaiva badhyate |
manaś ca badhyate yena pavanas tena badhyate || HYP.IV.21 ||

COMENTÁRIO: Essa relação entre a respiração e o funcionamento mental pode ser testada de um modo muito simples. Inicialmente, deve-se prestar atenção ao funcionamento de sua própria mente, observando as sensações, os pensamentos, as emoções etc. Então, de repente, interrompe-se a respiração, mantendo essa retenção por algum tempo. Durante esse tempo, a pessoa nota que sua mente se deteve, que os pensamentos, as emoções, as lembranças etc. cessaram de fluir. Inversamente, o controle da mente permite realizar uma retenção do alento sem grande esforço físico.

HYP.IV.22. As duas causas da atividade mental são as impressões latentes [VĀSANĀ] e o vento [SAMĪRAṆA]. Interrompendo-se uma delas, a segunda também é interrompida.

हेतु-द्वयं तु चित्तस्य वासना च समीरणः ।
तयोर्विनष्ट एकस्मिन्तौ द्वावपि विनश्यतः ॥ ४-२२ ॥

hetu-dvayaṃ tu cittasya vāsanā ca samīraṇaḥ |
tayor vinaṣṭa ekasmin tau dvāv api vinaśyataḥ || HYP.IV.22 ||

COMENTÁRIO: VĀSANA é o ato de perfumar, fumigar, incensar. VĀSANĀ é um "perfume" que permanece presente, um resíduo daquilo que ocorreu no passado. É como uma impressão que permanece inconsciente, na mente, de alguma coisa do passado. É um tipo de memória, mas não é simplesmente uma lembrança, e sim algo associado aos desejos, às expectativas etc. Essa força latente, dentro de nossa mente, produz novos pensamentos, novos desejos, novas ações, e assim por diante. Mas seu poder pode ser interrompido, pelo controle da respiração.

HYP.IV.23. Quando se faz a mente [MANAS] se dissolver, o vento [PAVANA] também se dissolve. Quando o vento se dissolve, também se faz a mente se dissolver.

मनो यत्र विलीयेत पवनस्तत्र लीयते ।
पवनो लीयते यत्र मनस्तत्र विलीयते ॥ ४-२३ ॥

mano yatra vilīyeta pavanas tatra līyate |
pavano līyate yatra manas tatra vilīyate || HYP.IV.23 ||

HYP.IV.24. A mente [MANAS] e o vento [MARUT] estão misturados, como a água e o leite, e suas atividades também. Se o vento se move, a mente também se move. Se a mente se move, o vento também se move.

दुग्धाम्बुवत्संमिलितावुभौ तौ
तुल्य-क्रियौ मानस-मारुतौ हि ।
यतो मरुत्तत्र मनः-प्रवृत्तिर्
यतो मनस्तत्र मरुत्-प्रवृत्तिः ॥ ४-२४ ॥

dugdhāmbuvat saṃmilitāv ubhau tau
tulya-kriyau mānasa-mārutau hi |
yato marut tatra manaḥ-pravṛttir
yato manas tatra marut-pravṛttiḥ || HYP.IV.24 ||

HYP.IV.25. Quando um é destruído, o outro também é destruído. Quando um se move, o outro se move. Enquanto estão atuando, os sentidos [INDRIYA] estão ativos. Quando os dois são aniquilados, atinge-se a perfeição [SIDDHI] e a libertação [MOKṢA].

तत्रैक-नाशादपरस्य नाश
एक-प्रवृत्तेरपर-प्रवृत्तिः ।
अध्वस्तयोश्चेन्द्रिय-वर्ग-वृत्तिः
प्रध्वस्तयोर्मोक्ष-पदस्य सिद्धिः ॥ ४-२५ ॥

tatraika-nāśād aparasya nāśa
eka-pravṛtter apara-pravṛttiḥ |
adhvas tayoś cendriya-varga-vṛttiḥ
pradhvas tayor mokṣa-padasya siddhiḥ || HYP.IV.25 ||

HYP.IV.26. A essência [RASA] e a mente [MANAS] estão igualmente em movimento contínuo. Quando se prende a essência, a mente fica presa. O que não se consegue realizar então no mundo?

रसस्य मनसश्चैव चञ्चलत्वं स्वभावतः ।
रसो बद्धो मनो बद्धं किं न सिद्ध्यति भूतले ॥ ४-२६ ॥

rasasya manasaś caiva cañcalatvaṃ svabhāvataḥ |
raso baddho mano baddhaṃ kiṃ na siddhyati bhūtale || HYP.IV.26 ||

COMENTÁRIO: A palavra RASA tem muitos significados. Pode significar o suco ou a seiva das plantas, a melhor parte ou essência de alguma coisa, o sabor ou gosto, um condimento, a língua (órgão do paladar), qualquer líquido ou fluido, água, bebida, o líquido da cana-de-açúcar, manteiga derretida, leite, néctar, elixir da imortalidade, sopa, sêmen, mercúrio, um metal ou mineral em estado de fusão etc. Embora geralmente se traduza RASA, nesta estrofe, por "mercúrio", é mais razoável escolher como significado alguma coisa que possa ser colocada em movimento ou controlada e parada (ver a estrofe seguinte). Nesse sentido, provavelmente RASA significa sêmen ou o elixir da imortalidade, e não mercúrio. No entanto, para não fazer uma escolha arbitrária, preferiu-se colocar simplesmente "essência" como tradução.

HYP.IV.27. Ó PĀRVATĪ! Quando eles se imobilizam, vencem as enfermidades e a morte se transforma em vida. Quando a essência [RASA] e o vento [VĀYU] são presos, eles permitem o movimento no espaço [KHECARA].

मूर्च्छितो हरते व्याधीन्मृतो जीवयति स्वयम् ।
बद्धः खेचरतां धत्ते रसो वायुश्च पार्वति ॥ ४-२७ ॥

mūrcchito harate vyādhīn mṛto jīvayati svayam |
baddhaḥ khecaratāṃ dhatte raso vāyuś ca pārvati || HYP.IV.27 ||

HYP.IV.28. Quando a mente [MANAS] se estabiliza, o vento [VĀYU] se estabiliza e a gota [BINDU] também se torna estável. Quando a gota se estabiliza, consegue-se o estado permanente de SATTVA e o corpo adquire estabilidade.

मनः स्थैर्यं स्थिरो वायुस्ततो बिन्दुः स्थिरो भवेत् ।
बिन्दु-स्थैर्यात्सदा सत्त्वं पिण्ड-स्थैर्यं प्रजायते ॥ ४-२८ ॥

manaḥ sthairyaṃ sthiro vāyus tato binduḥ sthiro bhavet |
bindu-sthairyāt sadā sattvaṃ piṇḍa-sthairyaṃ prajāyate || HYP.IV.28 ||

COMENTÁRIO: A gota (BINDU) pode representar o sêmen ou o elixir da imortalidade, e aqui parece estar também associada à essência (RASA) das estrofes anteriores. SATTVA é uma das três qualidades ou poderes da natureza (GUṆAS), juntamente com TAMAS e RAJAS. SATTVA é o poder associado à luz, à pureza, à inteligência, à espiritualidade, é a essência daquilo que realmente existe, da Realidade.

4.2 A dissolução – LAYA

HYP.IV.29. A mente domina os sentidos [INDRIYAs] e o vento [MARUT] domina a mente. A dissolução [LAYA] domina o vento, e o som interno [NĀDA] controla a dissolução.

इन्द्रियाणां मनो नाथो मनोनाथस्तु मारुतः ।
मारुतस्य लयो नाथः स लयो नादमाश्रितः ॥ ४-२९ ॥

indriyāṇāṃ mano nātho manonāthas tu mārutaḥ |
mārutasya layo nāthaḥ sa layo nādam āśritaḥ || HYP.IV.29 ||

COMENTÁRIO: Esta estrofe descreve uma prática pela qual se utiliza a concentração sobre o som interno (NĀDA) para obter uma série de resultados. Em primeiro lugar, fixando a atenção sobre o NĀDA, pode-se controlar o estado de dissolução ou LAYA. Nesse estado, as atividades mentais se dissolvem. Com o controle da mente, há também o controle do PRĀṆA, dos sentidos e da mente.

HYP.IV.30. Essa dissolução é chamada de libertação [MOKṢA], embora alguns digam que não é. Pela dissolução do PRĀṆA e da mente, surge a felicidade completa [ĀNANDA].

सोऽयमेवास्तु मोक्षाख्यो मास्तु वापि मतान्तरे ।
मनः-प्राण-लये कश्चिदानन्दः सम्प्रवर्तते ॥ ४-३० ॥

so'yam evāstu mokṣākhyo māstu vāpi matāntare |
manaḥ-prāṇa-laye kaścid ānandaḥ sampravartate || HYP.IV.30 ||

HYP.IV.31. Quando a inspiração e a expiração são suspensas, e a atração pelos objetos dos sentidos termina, quando não há mais movimento nem modificação mental, então o YOGIN atinge a dissolução [LAYA].

प्रनष्ट-श्वास-निश्वासः प्रध्वस्त-विषय-ग्रहः ।
निश्चेष्टो निर्विकारश्च लयो जयति योगिनाम् ॥ ४-३१ ॥

pranaṣṭa-śvāsa-niśvāsaḥ pradhvasta-viṣaya-grahaḥ |
niśceṣṭo nirvikāraś ca layo jayati yoginām || HYP.IV.31 ||

HYP.IV.32. Quando todas as decisões [SAṄKALPA] são cortadas, e as atividades são interrompidas, entra-se em dissolução [LAYA], que só pode ser conhecida por sua própria vivência, estando além das palavras.

उच्छिन्न-सर्व-सङ्कल्पो निःशेषाशेष-चेष्टितः ।
स्वावगम्यो लयः कोऽपि जायते वाग्-अगोचरः ॥ ४-३२ ॥

ucchinna-sarva-saṅkalpo niḥśeṣāśeṣa-ceṣṭitaḥ |
svāvagamyo layaḥ ko'pi jāyate vāg-agocaraḥ || HYP.IV.32 ||

HYP.IV.33. A absorção ocorre naquilo que se contempla. A eterna [SANĀTANĪ] de onde procedem os seres [BHŪTA] e os sentidos, e a potência [ŚAKTI] dos seres vivos, ambas se dissolvem no invisível [ALAKṢYA].

यत्र दृष्टिर्लयस्तत्र भूतेन्द्रिय-सनातनी ।
सा शक्तिर्जीव-भूतानां द्वे अलक्ष्ये लयं गते ॥ ४-३३ ॥

yatra dṛṣṭir layas tatra bhūtendriya-sanātanī |
sā śaktir jīva-bhūtānāṃ dve alakṣye layaṃ gate || HYP.IV.33 ||

COMENTÁRIO: O poder feminino tem dois aspectos: um inconsciente e outro consciente. Esses dois aspectos se dissolvem no Absoluto, aquele que não tem sinais e é invisível (BRAHMAN).

HYP.IV.34. As pessoas dizem LAYA, LAYA. Mas o que é realmente LAYA? LAYA é o esquecimento dos objetos sensíveis quando nenhuma impressão latente [VĀSANĀ] surge novamente.

लयो लय इति प्राहुः कीदृशं लय-लक्षणम् ।
अपुनर्-वासनोत्थानाल्लयो विषय-विस्मृतिः ॥ ४-३४ ॥

layo laya iti prāhuḥ kīdṛśaṃ laya-lakṣaṇam |
apunar-vāsanotthānāl layo viṣaya-vismṛtiḥ || HYP.IV.34 ||

HYP.IV.35. Os VEDAs, as escrituras [ŚĀSTRAs] e os escritos antigos [PURĀṆAs] são como prostitutas que pertencem a todos. Mas ŚĀMBHAVĪ-MUDRĀ é única, é escondida como uma mulher de família.

वेद-शास्त्र-पुराणानि सामान्य-गणिका इव ।
एकैव शाम्भवी मुद्रा गुप्ता कुल-वधूरिव ॥ ४-३५ ॥

veda-śāstra-purāṇāni sāmānya-gaṇikā iva |
ekaiva śāmbhavī mudrā guptā kula-vadhūr iva || HYP.IV.35 ||

COMENTÁRIO: Aqui, o texto chama a atenção para o caráter esotérico do ensinamento de ŚĀMBHAVĪ-MUDRĀ, em contraposição ao ensinamento exotérico dos textos religiosos comuns. Há um duplo significado na expressão "mulher de família" (KULA-VADHŪ). Por um lado, em contraposição à prostituta (GAṆIKĀ), pode-se interpretar KULA-VADHŪ como uma mulher recatada. No entanto, a palavra KULA significa não apenas família, mas também o círculo tântrico ao qual pertence um praticante e, assim, existe um segundo significado, o de "mulher que faz parte do grupo".

HYP.IV.36. Agora, ŚĀMBHAVĪ. Tendo por alvo o interior, mantendo o olhar fixado no exterior, sem piscar os olhos, isso é ŚĀMBHAVĪ-MUDRĀ, que é mantido secreto nos VEDAs e nas escrituras [ŚĀSTRAs].

अथ शाम्भवी
अन्तर्लक्ष्यं बहिर्दृष्टिर्निमेषोन्मेष-वर्जिता ।
एषा सा शाम्भवी मुद्रा वेद-शास्त्रेषु गोपिता ॥ ४-३६ ॥

atha śāmbhavī
antar lakṣyaṃ bahir dṛṣṭir nimeṣonmeṣa-varjitā |
eṣā sā śāmbhavī mudrā veda-śāstreṣu gopitā || HYP.IV.36 ||

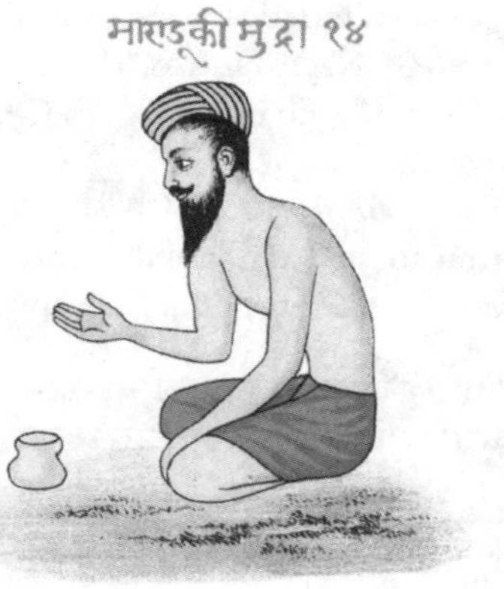

ŚĀMBHAVĪ-MUDRĀ

COMENTÁRIO: Trata-se de uma prática interna, já que os olhos são mantidos abertos e fixos em um objeto externo, mas a atenção se volta para dentro. Alguns comentadores sugerem que a atenção interna se fixa em algum CAKRA, mas isso é pouco plausível, pois o texto não faz qualquer menção direta ou indireta aos CAKRAs, ao descrever essa prática.

HYP.IV.37. Quando o YOGIN permanece continuamente com a mente [CITTA] e o vento [PAVANA] dirigidos para o alvo [LAKṢYA] interno, embora seu olhar com as pupilas imóveis esteja dirigido para fora ou para baixo como se visse, na realidade, ele nada vê. Essa é realmente ŚĀMBHAVĪ-MUDRĀ, que é obtida pela graça do GURU. Tudo aquilo que se manifesta, com as características do vazio [ŚŪNYA] ou do não vazio [AŚŪNYA], é uma manifestação da natureza suprema de ŚĀMBHU [ŚIVA].

अन्तर्लक्ष्य-विलीन-चित्त-पवनो योगी यदा वर्तते
दृष्ट्या निश्चल-तारया बहिरधः पश्यन्नपश्यन्नपि ।
मुद्रेयं खलु शाम्भवी भवति सा लब्धा प्रसादाद्गुरोः
शून्याशून्य-विलक्षणं स्फुरति तत्तत्त्वं पदं शाम्भवम् ॥ ४-३७ ॥

antar lakṣya-vilīna-citta-pavano yogī yadā vartate
dṛṣṭyā niścala-tārayā bahir adhaḥ paśyann apaśyann api |
mudreyaṃ khalu śāmbhavī bhavati sā labdhā prasādād guroḥ
śūnyāśūnya-vilakṣaṇaṃ sphurati tat tattvaṃ padaṃ śāmbhavam || HYP.IV.37 ||

COMENTÁRIO: Alguns autores comentam que o alvo interno (ANTAR-LAKṢYA) seria o Absoluto ou BRAHMAN, que pode ser visto sob dois aspectos: "vazio" (sem características, isto é, NIRGUṆA) ou "não vazio" (com características, SAGUṆA). Outros, como já foi indicado anteriormente, interpretam o alvo interno como algum CAKRA.

HYP.IV.38. ŚRĪ-ŚĀMBHAVĪ e KHECARĪ diferem pelos lugares e pelo objeto de concentração, mas em ambas ocorre a dissolução da mente [CITTA-LAYA] no vazio, e a mente adquire a forma da felicidade [SUKHA].

श्री-शाम्भव्याश्च खेचर्या अवस्था-धाम-भेदतः ।
भवेच्चित्त-लयानन्दः शून्ये चित्-सुख-रूपिणि ॥ ४-३८ ॥

śrī-śāmbhavyāś ca khecaryā avasthā-dhāma-bhedataḥ |
bhavec citta-layānandaḥ śūnye cit-sukha-rūpiṇi || HYP.IV.38 ||

COMENTÁRIO: No caso de ŚĀMBHAVĪ-MUDRĀ, o olhar se volta para fora; em KHECARĪ-MUDRĀ ele está dirigido para a região entre as sobrancelhas.

HYP.IV.39. Transportado pela união com a luz [JYOTIS], elevando as sobrancelhas e concentrando a mente [MANAS], como antes, atinge-se imediatamente o estado UNMANĪ.

तारे ज्योतिषि संयोज्य किंचिदुन्नमयेद्भ्रुवौ ।
पूर्व-योगं मनो युञ्जन्नुन्मनी-कारकः क्षणात् ॥ ४-३९ ॥

tāre jyotiṣi saṃyojya kiṃcid unnamayed bhruvau |
pūrva-yogaṃ mano yuñjann unmanī-kārakaḥ kṣaṇāt || HYP.IV.39 ||

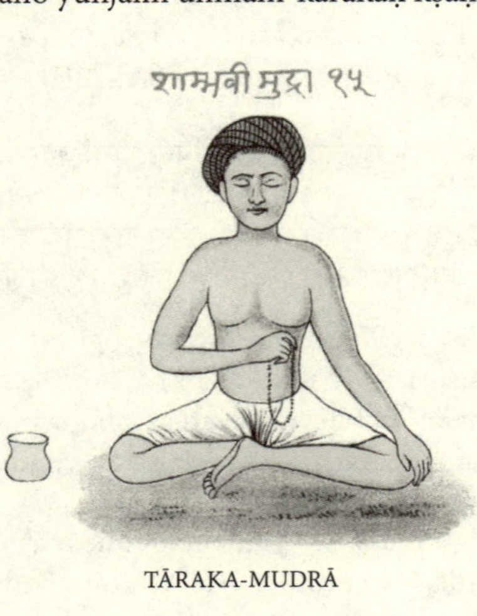

TĀRAKA-MUDRĀ

COMENTÁRIO: Aqui começa a descrição de uma nova prática, chamada TĀRAKA-MUDRĀ, ou seja, aquela que transporta [TĀRA] ou salva. Assim como em ŚĀMBHAVĪ-MUDRĀ, o olhar se volta para fora, mas a atenção se volta para o alvo interno.

HYP.IV.40. Alguns se deixam prender pelas doutrinas dos ĀGAMAs, outros se deixam envolver pelos NIGAMAs; outros são enganados pela reflexão [TARKA], mas nenhum deles conhece o transportador [TĀRAKA].

केचिदागम-जालेन केचिन्निगम-सङ्कुलैः ।
केचित्तर्केण मुह्यन्ति नैव जानन्ति तारकम् ॥ ४-४० ॥

kecid āgama-jālena kecin nigama-saṅkulaiḥ |
kecit tarkeṇa muhyanti naiva jānanti tārakam || HYP.IV.40 ||

COMENTÁRIO: Aqueles que seguem o TANTRA se baseiam na autoridade dos textos sagrados chamados ĀGAMA, palavra que significa "aquilo que chegou [a nós]", ou seja, a revelação sagrada. Os NIGAMA (fonte, ou raiz) são também textos sagrados, baseados na autoridade dos VEDAs. TARKA, que significa literalmente reflexão, especulação ou pensamento, pode também se referir aos textos filosóficos.

HYP.IV.41. Com os olhos semicerrados, a mente estável, o olhar fixo na ponta no nariz, aquele que, através de uma concentração sem oscilações, consegue reabsorver o Sol e a Lua atinge aquele lugar que tem a forma da luz, que é a semente de tudo o que existe, o todo, brilhante, a realidade suprema. O que mais pode ser dito sobre isso?

अर्धोन्मीलित-लोचनः स्थिर-मना नासाग्र-दत्तेक्षणश्
चन्द्रार्कावपि लीनतामुपनयन्निस्पन्द-भावेन यः ।
ज्योती-रूपमशेष-बीजमखिलं देदीप्यमानं परं
तत्त्वं तत्-पदमेति वस्तु परमं वाच्यं किमत्राधिकम् ॥ ४-४१ ॥

ardhonmīlita-locanaḥ sthira-manā nāsāgra-dattekṣaṇaś
candrārkāv api līnatām upanayan nispanda-bhāvena yaḥ |
jyotī-rūpam aśeṣa-bījam akhilaṃ dedīpyamānaṃ paraṃ
tattvaṃ tat-padam eti vastu paramaṃ vācyaṃ kim atrādhikam || HYP.IV.41 ||

COMENTÁRIO: O Sol e a Lua representam, como já foi explicado, as duas NĀḌIs, respectivamente PIṄGALĀ e IḌĀ. O olhar dirigido para a ponta do nariz não deve ser focalizado no nariz propriamente, mas a uma distância de aproximadamente um palmo, de acordo com o YOGA-VĀSIṢṬHA. Essa fixação do olhar ajuda a controlar o fluxo do PRĀṆA, pois os dois olhos estão associados também ao Sol e à Lua, como as duas NĀḌIs. De acordo com a ADVAYA-TĀRAKA-UPANIṢAD, na prática de TĀRAKA, o olhar deve ser voltado para a região entre as sobrancelhas, e não para a ponta do nariz.

HYP.IV.42. O LIṄGA não deve ser cultuado durante o dia e também não deve ser cultuado durante a noite. Ele deve ser cultuado incessantemente quando o dia e a noite forem interrompidos.

दिवा न पूजयेल्लिङ्गं रात्रौ चैव न पूजयेत् ।
सर्वदा पूजयेल्लिङ्गं दिवारात्रि-निरोधतः ॥ ४-४२ ॥

divā na pūjayel liṅgaṃ rātrau caiva na pūjayet |
sarvadā pūjayel liṅgaṃ divārātri-nirodhataḥ || HYP.IV.42 ||

COMENTÁRIO: O dia (DIVA) é o período controlado pelo Sol, e a noite (RĀTRI) é o período controlado pela Lua, estando associados às NĀḌIs PIṄGALĀ e IḌĀ. O dia e a noite são interrompidos quando o PRĀṆA é controlado e não flui mais por essas duas NĀḌIs, mas pela SUṢUMṆĀ.

A palavra LIṄGA significa, literalmente, uma marca, um sinal, um emblema, uma característica que identifica algo. Pode também significar o órgão sexual masculino (pênis), que é o sinal que identifica o homem. É também uma representação de ŚIVA, sendo cultuado sob a forma de um LIṄGA de pedra estabelecido dentro de um YONI (representação do órgão sexual feminino), que simboliza a Deusa. ŚIVA, por sua vez, está associado à consciência, ao observador ou testemunha, que é o eu mais interno (ĀTMAN). A consciência constante do ĀTMAN só pode ser conseguida, de acordo com o texto, quando o PRĀṆA é controlado e só flui pela SUṢUMṆĀ.

HYP.IV.43. Agora, KHECARĪ. Quanto o vento [MĀRUT], que reside normalmente pelos canais [NĀḌĪ] direito e esquerdo, começa a se mover pelo centro, neste estado se estabelece KHECARĪ-MUDRĀ, sem dúvida.

अथ खेचरी
सव्य-दक्षिण-नाडी-स्थो मध्ये चरति मारुतः ।
तिष्ठते खेचरी मुद्रा तस्मिन्स्थाने न संशयः ॥ ४-४३ ॥

atha khecarī
savya-dakṣiṇa-nāḍī-stho madhye carati mārutaḥ |
tiṣṭhate khecarī mudrā tasmin sthāne na saṃśayaḥ || HYP.IV.43 ||

COMENTÁRIO: A prática aqui descrita é um segundo tipo de KHECARĪ-MUDRĀ, bem diferente do descrito anteriormente.

HYP.IV.44. Se o vazio [ŚŪNYA] no meio de IḌĀ e PIṄGALA devorar o ar [ANILA], então KHECARĪ-MUDRĀ se torna perfeito, repito.

इडा-पिङ्गलयोर्मध्ये शून्यं चैवानिलं ग्रसेत् ।
तिष्ठते खेचरी मुद्रा तत्र सत्यं पुनः पुनः ॥ ४-४४ ॥

iḍā-piṅgalayor madhye śūnyaṃ caivānilaṃ graset |
tiṣṭhate khecarī mudrā tatra satyaṃ punaḥ punaḥ || HYP.IV.44 ||

HYP.IV.45. No centro, entre o Sol e a Lua, há um espaço vazio sem suporte. A MUDRĀ estabelecida neste VYOMA CAKRA é chamada de KHECARĪ.

सूर्च्याचन्द्रमसोर्मध्ये निरालम्बान्तरे पुनः ।
संस्थिता व्योम-चक्रे या सा मुद्रा नाम खेचरी ॥ ४-४५ ॥

sūrcyācandramasor madhye nirālambāntare punaḥ |
saṃsthitā vyoma-cakre yā sā mudrā nāma khecarī || HYP.IV.45 ||

COMENTÁRIO: O VYOMA-CAKRA já foi citado anteriormente (HYP. III.37). Trata-se de um centro no qual se reúnem os cinco canais (faculdades sensoriais).

HYP.IV.46. Lá onde o néctar flui da Lua [SOMA] está a amada de ŚIVA, em forma visível. A boca de trás daquela SUṢUMṆĀ divina e inigualável deve ser preenchida.

सोमाद्यत्रोदिता धारा साक्षात्सा शिव-वल्लभा ।
पूरयेदतुलां दिव्यां सुषुम्णां पश्चिमे मुखे ॥ ४-४६ ॥

somād yatroditā dhārā sākṣāt sā śiva-vallabhā |
pūrayed atulāṃ divyāṃ suṣumṇāṃ paścime mukhe || HYP.IV.46 ||

HYP.IV.47. Mas a entrada da frente também deve ser preenchida, e isso é a verdadeira KHECARĪ. Pela prática de KHECARĪ-MUDRĀ, surge o estado da mente sem mente (UNMANĪ).

पुरस्ताच्चैव पूर्येत निश्चिता खेचरी भवेत् ।
अभ्यस्ता खेचरी मुद्राप्युन्मनी सम्प्रजायते ॥ ४-४७ ॥

purastāc caiva pūryeta niścitā khecarī bhavet |
abhyastā khecarī mudrāpy unmanī samprajāyate || HYP.IV.47 ||

COMENTÁRIO: Uma das aberturas da SUṢUMṆĀ NĀḌĪ é bloqueada pela língua, que é virada para dentro; mas, além disso, é necessário bloquear a outra abertura da SUṢUMṆĀ, no MŪLADHĀRA CAKRA. Só assim se obtém, realmente, KHECARĪ-MUDRĀ.

HYP.IV.48. A morada de ŚIVA está entre as sobrancelhas, onde a mente se aquieta. Este é o estado conhecido como o quarto [TURIYA], onde o tempo [KĀLA] não existe.

भ्रुवोर्मध्ये शिव-स्थानं मनस्तत्र विलीयते ।
ज्ञातव्यं तत्-पदं तुर्यं तत्र कालो न विद्यते ॥ ४-४८ ॥

bhruvor madhye śiva-sthānaṃ manas tatra vilīyate |
jñātavyaṃ tat-padaṃ turyaṃ tatra kālo na vidyate || HYP.IV.48 ||

COMENTÁRIO: ŚIVA é a própria consciência, o observador ou a testemunha dentro de nós. Essa consciência está localizada no AJÑA CAKRA, na região entre as sobrancelhas. Há quatro estados de consciência descritos em muitos textos tradicionais indianos, como a MĀṆḌŪKYA UPANIṢAD. São estes: o estado desperto, o de sonho, o de sono sem sonhos, e o "quarto estado" (TURIYA). Esse quarto estado é atingido pelas pessoas que mantêm sua consciência incessantemente ativa, atravessando cada um dos três estados mentais de forma consciente. Atinge-se, assim, um estado que é permanente, em que a consciência é imutável, não é afetada pela passagem do tempo.

HYP.IV.49. Deve-se praticar KHECARĪ até que se atinja YOGA-NIDRĀ. Para quem permanece em YOGA-NIDRĀ, o tempo [KĀLA] não existe.

अभ्यसेत्खेचरीं तावद्यावत्स्याद्योग-निद्रितः ।
सम्प्राप्त-योग-निद्रस्य कालो नास्ति कदाचन ॥ ४-४९ ॥

abhyaset khecarīṃ tāvad yāvat syād yoga-nidritaḥ |
samprāpta-yoga-nidrasya kālo nāsti kadācana || HYP.IV.49 ||

COMENTÁRIO: Há vários significados diferentes para a expressão "YOGA--NIDRĀ", ou "sono yôguico". Aqui, ela está sendo utilizada como sinônimo de TURIYA, o quarto estado.

HYP.IV.50. Depois de tornar a mente sem suporte, os pensamentos se dissolvem. Então ele se torna como um pote vazio, rodeado e cheio de espaço [VYOMAN].

निरालम्बं मनः कृत्वा न किंचिदपि चिन्तयेत् ।
स-बाह्याभ्यन्तरं व्योम्नि घटवत्तिष्ठति ध्रुवम् ॥ ४-५० ॥

nirālambaṃ manaḥ kṛtvā na kiṃcid api cintayet |
sa-bāhyābhyantaraṃ vyomni ghaṭavat tiṣṭhati dhruvam || HYP.IV.50 ||

COMENTÁRIO: A mente (MANAS) sem suporte (NIRĀLAMBA) é um estado em que o YOGIN se torna independente de qualquer conteúdo mental (pensamentos, sensações, sentimentos, desejos, lembranças). O corpo e a mente continuam a funcionar e, portanto, continua a passar pela mente do YOGIN uma sucessão de diferentes conteúdos; mas ele está independente desses conteúdos, fixando sua atenção no seu próprio eu, no ĀTMAN, ou seja, na consciência, que é ŚIVA. Embora esses conteúdos não deixem de existir, eles se tornam vazios, como o puro espaço.

HYP.IV.51. Quando o vento externo [BĀHYA-VĀYU] cessa, juntamente cessa o do meio, isso é seguro. Então o ar [PAVANA] e a mente [MANAS] se detêm no seu lugar próprio [SVASTHĀNA].

बाह्य-वायुर्यथा लीनस्तथा मध्यो न संशयः ।
स्व-स्थाने स्थिरतामेति पवनो मनसा सह ॥ ४-५१ ॥

bāhya-vāyur yathā līnas tathā madhyo na saṃśayaḥ |
sva-sthāne sthiratām eti pavano manasā saha || HYP.IV.51 ||

COMENTÁRIO: O lugar próprio, onde a mente e o PRĀṆA se estabilizam, é o BRAHMARANDHRA, no topo do crânio.

HYP.IV.52. Praticando assim, dia e noite, a condução do vento [VĀYU] por esse caminho, a mente também se dissolve no mesmo lugar que o vento.

एवमभ्यस्यतस्तस्य वायु-मार्गे दिवानिशम् ।
अभ्यासाज्जीर्यते वायुर्मनस्तत्रैव लीयते ॥ ४-५२ ॥

evam abhyasyatas tasya vāyu-mārge divāniśam |
abhyāsāj jīryate vāyur manas tatraiva līyate || HYP.IV.52 ||

HYP.IV.53. Deve-se inundar o corpo, da cabeça até a planta dos pés, com o néctar da imortalidade [AMṚTA]. Assim ele adquirirá a perfeição de um corpo com grande força e grande energia.

अमृतैः प्लावयेद्देहमापाद-तल-मस्तकम् ।
सिद्ध्यत्येव महा-कायो महा-बल-पराक्रमः ॥ ४-५३ ॥

amṛtaiḥ plāvayed deham āpāda-tala-mastakam |
siddhyaty eva mahā-kāyo mahā-bala-parākramaḥ || HYP.IV.53 ||

HYP.IV.54. Deve-se colocar a mente [MANAS] no meio da ŚAKTI, e a ŚAKTI no meio da mente. Contemplando a mente pela mente, obtém-se a concentração no lugar supremo [PARAMA PADA].

शक्ति-मध्ये मनः कृत्वा शक्तिं मानस-मध्यगाम् ।
मनसा मन आलोक्य धारयेत्परमं पदम् ॥ ४-५४ ॥

śakti-madhye manaḥ kṛtvā śaktiṃ mānasa-madhyagām |
manasā mana ālokya dhārayet paramaṃ padam || HYP.IV.54 ||

COMENTÁRIO: Esta é uma passagem muito difícil de interpretar, mas que pode ser comparada aos trechos anteriores, nos quais se fala sobre o PRĀṆA e a mente [MANAS] atingirem o mesmo lugar próprio. Da mesma forma, a ŚAKTI, sob a forma de KUṆḌALINĪ, deve ser unida à mente de forma completa, cada uma delas deve ser penetrada pela outra. De acordo com a tradição indiana, a mente propriamente dita não pode contemplar a mente, mas o intelecto superior (BUDDHI) pode servir de meio tanto para contemplar a mente inferior quanto o eu superior (ĀTMAN).

HYP.IV.55. Deve-se colocar o ĀTMAN no meio do vazio [KHA] e o vazio no meio do ĀTMAN. Transformando tudo à natureza do vazio, não se pensa em coisa alguma.

ख-मध्ये कुरु चात्मानमात्म-मध्ये च खं कुरु ।
सर्वं च ख-मयं कृत्वा न किंचिदपि चिन्तयेत् ॥ ४-५५ ॥

kha-madhye kuru cātmānam ātma-madhye ca khaṃ kuru |
sarvaṃ ca kha-mayaṃ kṛtvā na kiṃcid api cintayet || HYP.IV.55 ||

COMENTÁRIO: A palavra sânscrita KHA pode significar uma cavidade ou oco, caverna, abertura, espaço vazio, vácuo, éter, céu. No Vedanta, essa palavra é usada para representar BRAHMAN, que não pode ser descrito por conceitos ou palavras, e é, nesse sentido, vazio de significados. Portanto, este trecho indica que se deve unir intimamente o eu mais interno (ĀTMAN) ao absoluto (BRAHMAN) e transformar toda a realidade na natureza de BRAHMAN, cessando então todo pensamento conceitual.

HYP.IV.56. Vazio [ŚŪNYA] dentro, vazio fora, como um pote vazio no meio do vazio. Pleno [PŪRṆA] dentro, pleno fora, como um pote cheio [de água] no meio do oceano.

अन्तः शून्यो बहिः शून्यः शून्यः कुम्भ इवाम्बरे ।
अन्तः पूर्णो बहिः पूर्णः पूर्णः कुम्भ इवार्णवे ॥ ४-५६ ॥

antaḥ śūnyo bahiḥ śūnyaḥ śūnyaḥ kumbha ivāmbare |
antaḥ pūrṇo bahiḥ pūrṇaḥ pūrṇaḥ kumbha ivārṇave || HYP.IV.56 ||

COMENTÁRIO: Ao se atingir a unificação do eu com BRAHMAN, obtém-se um estado de SAMĀDHI e sua descrição é, necessariamente, paradoxal. Ao mesmo tempo, tudo está vazio (dos conteúdos mentais comuns), e tudo está pleno (pela realidade de BRAHMAN).

HYP.IV.57. Não devem existir pensamentos sobre coisas externas nem sobre as internas. Abandonando todos os pensamentos, ele não deve pensar em coisa alguma.

बाह्य-चिन्ता न कर्तव्या तथैवान्तर-चिन्तनम् ।
सर्व-चिन्तां परित्यज्य न किंचिदपि चिन्तयेत् ॥ ४-५७ ॥

bāhya-cintā na kartavyā tathaivāntara-cintanam |
sarva-cintāṃ parityajya na kiṃcid api cintayet || HYP.IV.57 ||

COMENTÁRIO: Os pensamentos (produtos mentais comuns) deixam de existir nesse estado de SAMĀDHI. Porém, como já foi assinalado anteriormente, isso não significa uma ausência total de conteúdos mentais, pois a pessoa tem vivências ricas e plenas, pela presença do Absoluto.

HYP.IV.58. Todo o universo é apenas uma criação do pensamento [SAṄKALPA]. Toda atividade mental é apenas uma criação do pensamento. Ultrapasse a mente que é feita de pensamentos e atinja o imutável [NIRVIKALPA]. Assim se obtém seguramente a paz, o RĀMA.

सङ्कल्प-मात्र-कलनैव जगत्समग्रं
सङ्कल्प-मात्र-कलनैव मनो-विलासः ।
सङ्कल्प-मात्र-मतिमुत्सृज निर्विकल्पम्
आश्रित्य निश्चयमवाप्नुहि राम शान्तिम् ॥ ४-५८ ॥

saṅkalpa-mātra-kalanaiva jagat samagraṃ
saṅkalpa-mātra-kalanaiva mano-vilāsaḥ |
saṅkalpa-mātra-matim utsṛja nirvikalpam
āśritya niścayam avāpnuhi rāma śāntim || HYP.IV.58 ||

COMENTÁRIO: A palavra SAṄKALPA representa uma ideia, um conceito, um desejo, um propósito, uma determinação ou uma decisão, pode ser também um voto solene de realizar determinada ação importante. KALPA é um preceito sagrado, lei, regra, obrigação, dever. Há textos que descrevem os rituais e as regras para os sacrifícios que são chamados de KALPA-SŪTRA. Assim, SAṄKALPA não é qualquer pensamento, mas um pensamento dirigido por um objetivo ou por uma vontade, especialmente no caso de escolhas entre alternativas e tomada de decisão de agir de acordo com as normas existentes. Por outro lado, VIKALPA significa dúvida, dualidade, indecisão diante de alternativas; e NIRVIKALPA significa a negação disso, ou seja, uma situação em que não há dúvidas, nem alternativas, nem distinções ou contrários, mas algo determinado, inabalável e fixo. Existe um tipo especial de SAMĀDHI chamado NIRVIKALPA, descrito no YOGA-SŪTRA, no qual desaparecem as distinções e dualidades, ocorrendo uma fusão completa e desaparecendo as diferenças entre aquele que conhece, o ato de conhecer e aquilo que é conhecido. Uma comparação utilizada para descrever esse estado é o de uma gota de água ou um rio que se funde a um oceano. Ver também as comparações do trecho a seguir.

HYP.IV.59. Como a cânfora na chama, ou o sal na água, da mesma forma a mente se dissolve ao se unificar com a realidade [TATTVA].

कर्पूरमनले यद्वत्सैन्धवं सलिले यथा ।
तथा सन्धीयमानं च मनस्तत्त्वे विलीयते ॥ ४-५९ ॥

karpūram anale yadvat saindhavaṃ salile yathā |
tathā sandhīyamānaṃ ca manas tattve vilīyate || HYP.IV.59 ||

HYP.IV.60. Tudo o que pode ser conhecido [JÑEYA], aquilo que é reconhecido [PRATĪTA] e o conhecimento [JÑĀNA] são chamados de mente [MANAS]. Quando o conhecimento e aquilo que pode ser conhecido são destruídos juntos, não resta qualquer caminho para a dualidade.

ज्ञेयं सर्वं प्रतीतं च ज्ञानं च मन उच्यते ।
ज्ञानं ज्ञेयं समं नष्टं नान्यः पन्था द्वितीयकः ॥ ४-६० ॥

jñeyaṃ sarvaṃ pratītaṃ ca jñānaṃ ca mana ucyate |
jñānaṃ jñeyaṃ samaṃ naṣṭaṃ nānyaḥ panthā dvitīyakaḥ || HYP.IV.60 ||

COMENTÁRIO: No estado de SAMĀDHI já não existe a distinção entre o objeto de conhecimento, o conhecedor e o conhecimento. Há, sim, um tipo de "conhecimento" no SAMĀDHI, mas que não é o conhecimento racional, conceitual e dualista. A estância seguinte reforça essa ideia.

HYP.IV.61. Tudo isso, móvel ou imóvel, é uma visão da mente. Quando a mente atinge UNMANĪ, já não experimenta mais a dualidade.

मनो-दृश्यमिदं सर्वं यत्किंचित्स-चराचरम् ।
मनसो ह्युन्मनी-भावाद्द्वैतं नैवोलभ्यते ॥ ४-६१ ॥

mano-dṛśyam idaṃ sarvaṃ yat kiṃcit sa-carācaram |
manaso hy unmanī-bhāvād dvaitaṃ naivolabhyate || HYP.IV.61 ||

HYP.IV.62. Quando tudo o que pode ser conhecido [JÑEYA] é abandonado, a mente se dissolve. Quando a mente se dissolve, resta apenas o estado de independência [KAIVALYA].

ज्ञेय-वस्तु-परित्यागाद्विलयं याति मानसम् ।
मनसो विलये जाते कैवल्यमवशिष्यते ॥ ४-६२ ॥

jñeya-vastu-parityāgād vilayaṃ yāti mānasam |
manaso vilaye jāte kaivalyam avaśiṣyate || HYP.IV.62 ||

COMENTÁRIO: Quando o NIRVIKALPA SAMĀDHI se estabelece de forma permanente no YOGIN, todos os processos mentais ordinários se dissolvem, e a pessoa atinge a libertação espiritual ou KAIVALYA, ficando independente de tudo o que seja diferente do seu eu mais profundo (ĀTMAN) e isso o liberta do ciclo de renascimentos.

HYP.IV.63. Os diferentes caminhos que conduzem ao SAMĀDHI foram descritos pelos antigos mestres [ACĀRYA] grandiosos [MAHĀTMA]. Consistem em várias técnicas que eles ensinaram com base em sua própria experiência.

एवं नाना-विधोपायाः सम्यक्स्वानुभवान्विताः ।
समाधि-मार्गाः कथिताः पूर्वाचार्यैर्महात्मभिः ॥ ४-६३ ॥

evaṃ nānā-vidhopāyāḥ samyak svānubhavānvitāḥ |
samādhi-mārgāḥ kathitāḥ pūrvācāryair mahātmabhiḥ || HYP.IV.63 ||

HYP.IV.64. Saudação à SUṢUMṆA, à KUṆḌALINI, ao néctar puro que flui da Lua, ao [estado de] MANONMANI, e à grande potência [MAHĀ-ŚAKTI] cujo Eu [ĀTMAN] é consciência [CIT].

सुषुम्णायै कुण्डलिन्यै सुधायै चन्द्र-जन्मने ।
मनोन्मन्यै नमस्तुभ्यं महा-शक्त्यै चिद्-आत्मने ॥ ४-६४ ॥

suṣumṇāyai kuṇḍalinyai sudhāyai candra-janmane |
manonmanyai namas tubhyaṃ mahā-śaktyai cid-ātmane || HYP.IV.64 ||

4.3 Práticas com o som místico (NĀDA)

HYP.IV.65. Mesmo para os ignorantes, incapazes de conhecer a realidade, há uma prática do NĀDA que foi ensinada por GORAKṢA-NĀTHA e que será descrita.

अशक्य-तत्त्व-बोधानां मूढानामपि संमतम् ।
प्रोक्तं गोरक्ष-नाथेन नादोपासनमुच्यते ॥ ४-६५ ॥

aśakya-tattva-bodhānāṃ mūḍhānām api saṃmatam |
proktaṃ gorakṣa-nāthena nādopāsanam ucyate || HYP.IV.65 ||

COMENTÁRIO: Inicia-se aqui uma exposição sobre a técnica de concentração no NĀDA. O NĀDA é um tipo muito especial de som utilizado pelos

YOGINs. É um som que não é produzido por algum objeto material. Certos tipos de NĀDA são internos e produzidos nas NĀḌĪs, estando associados à KUṆḌALINĪ; outros são externos, cósmicos.

HYP.IV.66. O senhor mestre primordial [ĀDINĀTHA] ensinou milhões de métodos que conduzem com sucesso à dissolução [LAYA]. Mas um deles é o mais eficaz para atingir LAYA, que é a prática do NĀDA.

श्री-आदिनाथेन स-पाद-कोटि-
लय-प्रकाराः कथिता जयन्ति ।
नादानुसन्धानकमेकमेव
मन्यामहे मुख्यतमं लयानाम् ॥ ४-६६ ॥

śrī-ādināthena sa-pāda-koṭi-
laya-prakārāḥ kathitā jayanti |
nādānusandhānakam ekam eva
manyāmahe mukhyatamaṃ layānām || HYP.IV.66 ||

HYP.IV.67. O YOGIN deve ficar firme em MUKTĀSANA, utilizando o ŚĀMBHAVĪ-MUDRĀ. Deve escutar com o ouvido direito o NĀDA interno, com total concentração.

मुक्तासने स्थितो योगी मुद्रां सन्धाय शाम्भवीम् ।
शृणुयाद्दक्षिणे कर्णे नादमन्तास्थमेकधीः ॥ ४-६७ ॥

muktāsane sthito yogī mudrāṃ sandhāya śāmbhavīm |
śṛṇuyād dakṣiṇe karṇe nādam antāstham ekadhīḥ || HYP.IV.67 ||

COMENTÁRIO: Este é apenas um dos métodos para praticar a concentração no NĀDA. Os sons ouvidos podem ser de vários tipos: semelhante ao zumbido de um enxame, ou como o som de uma flauta, de sinos, das ondas do mar, do trovão e outros.

HYP.IV.68. Feche os orifícios dos ouvidos, dos olhos, do nariz e da boca. Então será ouvido claramente o NĀDA na SUṢUMṆĀ purificada.

श्रवण-पुट-नयन-युगल
घ्राण-मुखानां निरोधनं कार्यम् ।
शुद्ध-सुषुम्णा-सरणौ
स्फुटममलः श्रूयते नादः ॥ ४-६८ ॥

śravaṇa-puṭa-nayana-yugala
ghrāṇa-mukhānāṃ nirodhanaṃ kāryam |
śuddha-suṣumṇā-saraṇau
sphuṭam amalaḥ śrūyate nādaḥ || HYP.IV.68 ||

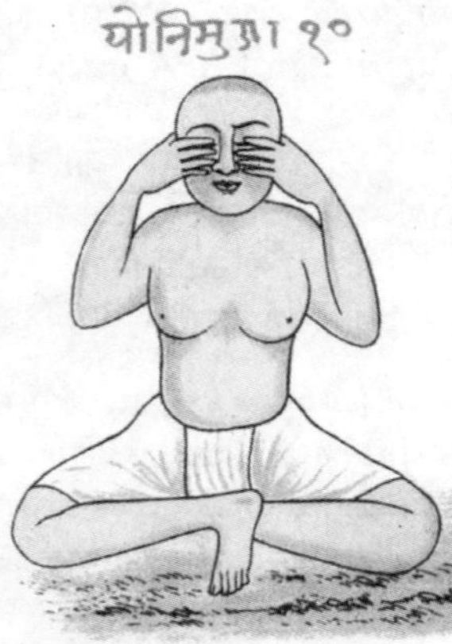

YONI-MUDRĀ

COMENTÁRIO: Nesta prática são usadas as duas mãos, fazendo a PARĀN-MUKHĪ-MUDRĀ, também chamada às vezes de YONI-MUDRĀ: os ouvidos são fechados com os polegares, os olhos com os dedos indicadores, as narinas com os dedos médios e a boca com os dedos anular e mínimo.

HYP.IV.69. Todos os tipos de yoga contêm quatro etapas [AVASTHĀ]: início [ĀRAMBHA], pote [GHAṬA], colheita [PARICAYA], completamento [NIṢPATTI].

आरम्भश्च घटश्चैव तथा परिचयोऽपि च ।
निष्पत्तिः सर्व-योगेषु स्यादवस्था-चतुष्टयम् ॥ ४-६९ ॥

ārambhaś ca ghaṭaś caiva tathā paricayo'pi ca |
niṣpattiḥ sarva-yogeṣu syād avasthā-catuṣṭayam || HYP.IV.69 ||

COMENTÁRIO: Essas quatro etapas serão descritas a seguir.

HYP.IV.70. Agora, o estado inicial [ĀRAMBHA-AVASTHĀ]. Quando o nó [GRANTHI] de BRAHMĀ é perfurado, há uma felicidade

[ĀNANDA] que surge do vazio [ŚŪNYA], ouvem-se tilintados e o som sem batida [ANĀHATA] dentro do corpo.

अथ आरम्भावस्था
ब्रह्म-ग्रन्थेर्भवेद्भेदो ह्यानन्दः शून्य-सम्भवः।
विचित्रः क्वणको देहेऽनाहतः श्रूयते ध्वनिः॥ ४-७०॥

atha ārambhāvasthā
brahma-granther bhaved bhedo hy ānandaḥ śūnya-sambhavaḥ |
vicitraḥ kvaṇako dehe'nāhataḥ śrūyate dhvaniḥ || HYP.IV.70 ||

COMENTÁRIO: Essa primeira etapa atua sobre o CAKRA da região do coração, chamado ANĀHATA. A palavra "ANĀHATA" significa um som contínuo, que não é produzido por uma batida (como em um instrumento de corda ou percussão) e é um tipo de NĀDA. O nome do CAKRA ANĀHATA vem exatamente desse som característico, ouvido quando se consegue atravessar uma barreira chamada "nó de BRAHMĀ". O vazio (ŚŪNYA) mencionado neste trecho é o espaço da região do coração, que é percebido em estados meditativos como se fosse um espaço imenso, ilimitado. O tilintar semelhante ao de braceletes ou de joias batendo umas nas outras que se ouve nessa fase não é o ANĀHATA, mas outro tipo de NĀDA.

HYP.IV.71. Neste início [ĀRAMBHA], quando se ouve [o som] no vazio [ŚŪNYA], o corpo do YOGIN se torna divino [DIVYA], brilhante, com um odor divino, livre de doenças e com o coração pleno [SAMPŪRṆA-HṚDAYA].

दिव्य-देहश्च तेजस्वी दिव्य-गन्धस्त्वरोगवान्।
सम्पूर्ण-हृदयः शून्य आरम्भे योगवान्भवेत्॥ ४-७१॥

divya-dehaś ca tejasvī divya-gandhas tvarogavān |
sampūrṇa-hṛdayaḥ śūnya ārambhe yogavān bhavet || HYP.IV.71 ||

COMENTÁRIO: Como na estância anterior, o vazio (ŚŪNYA) é o espaço da região do coração.

HYP.IV.72. Agora, a etapa do pote [GHAṬA-AVASTHĀ]. Nesta etapa [GHAṬĪKṚTYA], o vento [VĀYU] se une e entra no caminho do meio. As posturas [ĀSANAs] se tornam firmes e o YOGIN se torna pleno de sabedoria [JÑĀNA] e igual às divindades [DEVAs].

अथ घटावस्था
द्वितीयायां घटीकृत्य वायुर्भवति मध्यगः ।
दृढासनो भवेद्योगी ज्ञानी देव-समस्तदा ॥ ४-७२ ॥

atha ghaṭāvasthā
dvitīyāyāṃ ghaṭīkṛtya vāyur bhavati madhyagaḥ |
dṛḍhāsano bhaved yogī jñānī deva-samas tadā || HYP.IV.72 ||

COMENTÁRIO: A palavra "GHAṬA", que pode ser traduzida como jarro ou pote, é um sinônimo de "KUMBHA", e ambas estão associadas, nos textos sobre YOGA, às práticas de retenção ou KUMBHAKA. Portanto, a "prática do pote" ou GHAṬĪKṚTYA é uma prática de retenção. O trecho seguinte esclarece que essa segunda fase está associada ao CAKRA VIŚUDDHA.

HYP.IV.73. Quando o nó de VIṢṆU [VIṢṆU-GRANTHI] é perfurado, surge um forte som de tambor no vazio posterior [ATIŚŪNYA], que é um prenúncio da felicidade suprema [PARAM-ĀNANDA].

विष्णु-ग्रन्थेस्ततो भेदात्परमानन्द-सूचकः ।
अतिशून्ये विमर्दश्च भेरी-शब्दस्तदा भवेत् ॥ ४-७३ ॥

viṣṇu-granthes tato bhedāt paramānanda-sūcakaḥ |
atiśūnye vimardaś ca bherī-śabdas tadā bhavet || HYP.IV.73 ||

COMENTÁRIO: O nó de BRAHMĀ está situado no CAKRA ANĀHATA, da região do coração, e o nó de VIṢṆU, no CAKRA VIŚUDDHA, da região da garganta, onde está também o "vazio posterior" ou ATIŚŪNYA. Esse segundo estágio, que envolve práticas de KUMBHAKA, leva à audição de um novo tipo de NĀDA, que é um som grave, semelhante às batidas de um grande tambor. Esse é o sinal de que a segunda etapa foi atingida, e está se aproximando a felicidade suprema.

HYP.IV.74. Agora, a etapa da colheita [PARICAYA-AVASTHĀ]. Na terceira etapa, ouve-se o som de um tambor [MARDALA] no espaço celeste [VIHĀYAS]. Ele entra no grande vazio [MAHĀ-ŚŪNYA], a sede de todas as perfeições [SIDDHI].

अथ परिचयावस्था
तृतीयायां तु विज्ञेयो विहायो मर्दल-ध्वनिः ।
महा-शून्यं तदा याति सर्व-सिद्धि-समाश्रयम् ॥ ४-७४ ॥

atha paricayāvasthā
tṛtīyāyāṃ tu vijñeyo vihāyo mardala-dhvaniḥ |
mahā-śūnyaṃ tadā yāti sarva-siddhi-samāśrayam || HYP.IV.74 ||

COMENTÁRIO: Essa terceira etapa está associada ao CAKRA ĀJÑĀ, na região entre as sobrancelhas, onde está o "grande vazio" ou MAHĀŚŪNYA. Nessa etapa, surge um novo NĀDA, semelhante ao som do tambor chamado MARDALA, também conhecido como PAKHAVAJ. O texto não indica claramente o que ou quem entra no "grande vazio", e as traduções costumam esclarecer que é o PRĀṆA que penetra nessa região; mas também pode ser uma descrição da consciência que atinge esse CAKRA.

HYP.IV.75. Depois de superar a felicidade mental [CITTĀNANDA], surge a felicidade espontânea [SAHAJĀNANDA]. São superados os desequilíbrios [DOṢA], os sofrimentos, a velhice, a doença, a fome e o sono.

चित्तानन्दं तदा जित्वा सहजानन्द-सम्भवः ।
दोष-दुःख-जरा-व्याधि-क्षुधा-निद्रा-विवर्जितः ॥ ४-७५ ॥

cittānandaṃ tadā jitvā sahajānanda-sambhavaḥ |
doṣa-duḥkha-jarā-vyādhi-kṣudhā-nidrā-vivarjitaḥ || HYP.IV.75 ||

COMENTÁRIO: Nessa terceira etapa é ultrapassada a felicidade mental, obtida pelo esforço desenvolvido pelo YOGIN, atingindo-se uma felicidade espontânea, SAHAJA-ĀNANDA, inerente ao Eu mais interno, o ĀTMAN.

HYP.IV.76. Agora, a etapa do completamento [NIṢPATTI-AVASTHĀ]. Tendo penetrado o nó de RUDRA [RUDRA-GRANTHI], atinge o local de ŚARVA. É o completamento, no qual se ouve o som de uma flauta e a vibração da VĪṆĀ.

अथ निष्पत्त्य्-अवस्था
रुद्र-ग्रन्थिं यदा भित्त्वा शर्व-पीठ-गतोऽनिलः ।
निष्पत्तौ वैणवः शब्दः क्वणद्-वीणा-क्वणो भवेत् ॥ ४-७६ ॥

atha niṣpatty-avasthā
rudra-granthiṃ yadā bhittvā śarva-pīṭha-gato'nilaḥ |
niṣpattau vaiṇavaḥ śabdaḥ kvaṇad-vīṇā-kvaṇo bhavet || HYP.IV.76 ||

COMENTÁRIO: O "nó de RUDRA", no ĀJÑĀ-CAKRA, é o último obstáculo no caminho do YOGA, segundo a tradição HAṬHA. Tendo ultrapassado esse obstáculo, atinge-se o local de ŚIVA (também chamado ŚARVA), no BRAHMARANDHRA. ŚARVA é uma das formas destruidoras de ŚIVA, representado iconograficamente como um ser que destrói e mata com flechas. Os dois NĀDAs associados a essa quarta etapa são o som da flauta e da VĪṆĀ (um instrumento de cordas tradicional indiano).

HYP.IV.77. A unificação [EKĪBHŪTA] da mente [CITTA] é chamada de RĀJA-YOGA. O YOGIN se torna semelhante ao Governante [ĪŚVARA], capaz de criar e destruir.

एकीभूतं तदा चित्तं राज-योगाभिधानकम् ।
सृष्टि-संहार-कर्तासौ योगीश्वर-समो भवेत् ॥ ४-७७ ॥

ekībhūtaṃ tadā cittaṃ rāja-yogābhidhānakam |
sṛṣṭi-saṃhāra-kartāsau yogīśvara-samo bhavet || HYP.IV.77 ||

COMENTÁRIO: Nessa última etapa ocorre a unificação entre o conhecimento, aquilo que é conhecido e o conhecedor, como já foi descrito antes. A consciência se estabiliza, discriminando a verdadeira natureza do Eu interno. Aqui, o YOGA régio ou RĀJA-YOGA é considerado um estado, e não um método ou caminho. O Governante, ou ĪŚVARA, é um dos nomes dados a ŚIVA, embora também possa ser atribuído a VIṢṆU. A palavra masculina "ĪŚVARA" vem do verbo "ĪŚ" que significa possuir, ser o dono, dirigir, ser o regente, comandar, reinar. Há também a palavra feminina "ĪŚVARĪ", que representa a Grande Deusa.

HYP.IV.78. Chamada de libertação [MUKTI], ou não chamada assim, isto é a alegria [SUKHA] perfeita. Essa alegria é obtida pela dissolução [LAYA], proveniente do RĀJA-YOGA.

अस्तु वा मास्तु वा मुक्तिरत्रैवाखण्डितं सुखम् ।
लयोद्भवमिदं सौख्यं राज-योगादवाप्यते ॥ ४-७८ ॥

astu vā māstu vā muktir atraivākhaṇḍitaṃ sukham |
layodbhavam idaṃ saukhyaṃ rāja-yogād avāpyate || HYP.IV.78 ||

COMENTÁRIO: O YOGA régio (RĀJA-YOGA) produz a dissolução das dualidades e proporciona um estado de alegria plena. Será isso a libertação (MUKTI) descrita nas UPANIṢADs e em outros textos? O nome que se usa para descrever esse estado não tem importância.

HYP.IV.79. Os que praticam HAṬHA sem conhecer o RĀJA-YOGA se esforçam muito sem alcançar seus frutos.

राज-योगमजानन्तः केवलं हठ-कर्मिणः ।
एतानभ्यासिनो मन्ये प्रयास-फल-वर्जितान् ॥ ४-७९ ॥

rāja-yogam ajānantaḥ kevalaṃ haṭha-karmiṇaḥ |
etān abhyāsino manye prayāsa-phala-varjitān || HYP.IV.79 ||

COMENTÁRIO: O YOGA régio (RĀJA-YOGA) é o próprio resultado ou fruto do HAṬHA, quando o YOGIN é bem-sucedido. Se ele não atingiu o RĀJA-YOGA, esforçou-se em vão.

HYP.IV.80. Penso que a meditação [DHYĀNA] na região entre as sobrancelhas torna rápida a obtenção do estado de UNMANI. É um modo fácil de atingir RĀJA-YOGA para os que têm intelecto limitado. A dissolução [LAYA] que provém do NĀDA produz essa vivência rapidamente.

उन्मन्य्-अवाप्तये शीघ्रं भ्रू-ध्यानं मम संमतम् ।
राज-योग-पदं प्राप्तुं सुखोपायोऽल्प-चेतसाम् ।
सद्यः प्रत्यय-सन्धायी जायते नादजो लयः ॥ ४-८० ॥

unmany-avāptaye śīghraṃ bhrū-dhyānaṃ mama saṃmatam |
rāja-yoga-padaṃ prāptuṃ sukhopāyo'lpa-cetasām |
sadyaḥ pratyaya-sandhāyī jāyate nādajo layaḥ || HYP.IV.80 ||

COMENTÁRIO: Atingir o RĀJA-YOGA significa chegar à quarta etapa descrita anteriormente, e para isso é necessário atravessar o nó de RUDRA, no CAKRA da região entre as sobrancelhas. Essa meditação, concentrando a atenção no NĀDA descrito outrora, é considerado um método fácil e rápido de atingir o quarto estágio.

HYP.IV.81. No coração dos que dominaram o YOGA, aqueles que obtiveram o SAMĀDHI pela concentração no NĀDA, surge a plenitude da felicidade [ĀNANDA], inigualável e que não pode ser descrita, que pode ser conhecida unicamente pelo venerável mestre protetor [ŚRĪ-GURU-NĀTHA].

नादानुसन्धान-समाधि-भाजां
योगीश्वराणां हृदि वर्धमानम् ।

आनन्दमेकं वचसामगम्यं
जानाति तं श्री-गुरुनाथ एकः ॥ ४-८१ ॥

nādānusandhāna-samādhi-bhājāṃ
yogīśvarāṇāṃ hṛdi vardhamānam |
ānandam ekaṃ vacasām agamyaṃ
jānāti taṃ śrī-gurunātha ekaḥ || HYP.IV.81 ||

HYP.IV.82. O sábio [MUNI] deve escutar atentamente o som que ele ouve fechando seus ouvidos com as mãos, até atingir o estado imutável [STHIRA-PADA].

कर्णौ पिधाय हस्ताभ्यां यः शृणोति ध्वनिं मुनिः ।
तत्र चित्तं स्थिरीकुर्याद्यावत्स्थिर-पदं व्रजेत् ॥ ४-८२ ॥

karṇau pidhāya hastābhyāṃ yaḥ śṛṇoti dhvaniṃ muniḥ |
tatra cittaṃ sthirīkuryād yāvat sthira-padaṃ vrajet || HYP.IV.82 ||

HYP.IV.83. Pela prática de ouvi-lo, o NĀDA supera os sons externos. O YOGIN que vencer todas as distrações alcançará a felicidade [SUKHA] em 15 dias.

अभ्यस्यमानो नादोऽयं बाह्यमावृणुते ध्वनिम् ।
पक्षाद्विक्षेपमखिलं जित्वा योगी सुखी भवेत् ॥ ४-८३ ॥

abhyasyamāno nādo'yaṃ bāhyam āvṛṇute dhvanim |
pakṣād vikṣepam akhilaṃ jitvā yogī sukhī bhavet || HYP.IV.83 ||

COMENTÁRIO: O texto promete resultados muito rápidos, ou seja, atingir o estágio final em duas semanas. Evidentemente, isso só é possível se a pessoa tiver um preparo anterior adequado; senão, será impossível até mesmo chegar a ouvir o NĀDA. Levando em conta o que foi dito antes (HYP.IV.80), parece que o autor está aqui dando instruções para as pessoas que se encontram na terceira etapa, para as quais falta apenas um passo, que pode ser acelerado pela concentração no NĀDA. A seguir, são fornecidas instruções mais detalhadas sobre esse método.

HYP.IV.84. Diversos sons [NĀDA] fortes são ouvidos no princípio da prática. Com o prosseguimento da prática, são ouvidos [sons] cada vez mais sutis [SŪKṢMA].

श्रूयते प्रथमाभ्यासे नादो नाना-विधो महान् ।
ततोऽभ्यासे वर्धमाने श्रूयते सूक्ष्म-सूक्ष्मकः ॥ ४-८४ ॥

śrūyate prathamābhyāse nādo nānā-vidho mahān |
tato'bhyāse vardhamāne śrūyate sūkṣma-sūkṣmakaḥ || HYP.IV.84 ||

HYP.IV.85. No início, oceano, trovão, tambor JHARJHARA, tímpano. No meio, tambor MARDALA, concha, gongo e tambor KĀHALA.

आदौ जलधि-जीमूत-भेरी-झर्झर-सम्भवाः ।
मध्ये मर्दल-शङ्खोत्था घण्टा-काहलजास्तथा ॥ ४-८५ ॥

ādau jaladhi-jīmūta-bherī-jharjhara-sambhavāḥ |
madhye mardala-śaṅkhotthā ghaṇṭā-kāhalajās tathā || HYP.IV.85 ||

HYP.IV.86. No final, guizos [KIṄKIṆĪ], flauta, VĪṆA, zumbido de abelhas [BHRAMARA]. Assim são ouvidos vários tipos de NĀDA do meio do corpo.

अन्ते तु किङ्किणी-वंश-वीणा-भ्रमर-निःस्वनाः ।
इति नानाविधा नादाः श्रूयन्ते देह-मध्यगाः ॥ ४-८६ ॥

ante tu kiṅkiṇī-vaṃśa-vīṇā-bhramara-niḥsvanāḥ |
iti nānāvidhā nādāḥ śrūyante deha-madhyagāḥ || HYP.IV.86 ||

HYP.IV.87. Mesmo se ainda forem escutados sons fortes, como do trovão ou do tímpano, deve-se dirigir a atenção apenas ao NĀDA que seja cada vez mais sutil.

महति श्रूयमाणेऽपि मेघ-भेर्य्-आदिके ध्वनौ ।
तत्र सूक्ष्मात्सूक्ष्मतरं नादमेव परामृशेत् ॥ ४-८७ ॥

mahati śrūyamāṇe'pi megha-bhery-ādike dhvanau |
tatra sūkṣmāt sūkṣmataraṃ nādam eva parāmṛśet || HYP.IV.87 ||

HYP.IV.88. A atenção pode ir do grosseiro para o sutil, ou do sutil para o grosseiro. Mas a mente instável não deve vaguear de outras formas.

घनमुत्सृज्य वा सूक्ष्मे सूक्ष्ममुत्सृज्य वा घने ।
रममाणमपि क्षिप्तं मनो नान्यत्र चालयेत् ॥ ४-८८ ॥

ghanam utsṛjya vā sūkṣme sūkṣmam utsṛjya vā ghane |
ramamāṇam api kṣiptaṃ mano nānyatra cālayet || HYP.IV.88 ||

COMENTÁRIO: O YOGIN pode sentir dificuldades em se concentrar apenas nos sons cada vez mais sutis, e pode oscilar entre sons sutis e mais grosseiros. Mas não deve permitir, de forma alguma, que sua mente se distraia com outras coisas diferentes do NĀDA.

HYP.IV.89. Seja qual for o NĀDA em que a mente [MANAS] se fixa inicialmente, os dois devem se dissolver [VILAYA] depois juntos.

यत्र कुत्रापि वा नादे लगति प्रथमं मनः ।
तत्रैव सुस्थिरीभूय तेन सार्धं विलीयते ॥ ४-८९ ॥

yatra kutrāpi vā nāde lagati prathamaṃ manaḥ |
tatraiva susthirībhūya tena sārdhaṃ vilīyate || HYP.IV.89 ||

COMENTÁRIO: Qualquer que seja o NĀDA em que a mente se fixe, ele pode ser utilizado de forma positiva. Não basta prestar atenção ao som; é necessário deixar que a mente se dissolva, ou seja, que cessem os processos mentais ordinários e que ela se funda totalmente com o som. Então, ambos se tornam vazios (ou plenos), como já foi explicado antes.

HYP.IV.90. Assim como uma abelha, ao beber o néctar [da flor], ignora o perfume, da mesma forma o intelecto [CITTA] absorto no NĀDA não é atraído pelos objetos dos sentidos.

मकरन्दं पिबन्भृङ्गी गन्धं नापेक्षते यथा ।
नादासक्तं तथा चित्तं विषयान्नहि काङ्क्षते ॥ ४-९० ॥

makarandaṃ piban bhṛṅgī gandhaṃ nāpekṣate yathā |
nādāsaktaṃ tathā cittaṃ viṣayān nahi kāṅkṣate || HYP.IV.90 ||

COMENTÁRIO: Deve-se acrescentar que, assim como o perfume da flor continua a existir, mesmo se a abelha não prestar atenção a ele, da mesma forma as sensações continuam a existir, mesmo se o YOGIN não lhes der importância. Não se trata de bloquear as sensações, mas de não se deixar mais envolver emocionalmente por tudo o que nos rodeia. Esse é um passo importante na caminhada espiritual, sendo um dos objetivos dos exercícios de PRATYĀHĀRA (retração dos sentidos) do yoga de PATAÑJALI.

HYP.IV.91. O NĀDA é o bastão de ferro afiado capaz de controlar a mente que vagueia no jardim dos objetos dos sentidos, como um elefante no cio.

मनो-मत्त-गजेन्द्रस्य विषयोद्यान-चारिणः ।
समर्थोऽयं नियमने निनाद-निशिताङ्कुशः ॥ ४-९१ ॥

mano-matta-gajendrasya viṣayodyāna-cāriṇaḥ |
samartho'yaṃ niyamane nināda-niśitāṅkuśaḥ || HYP.IV.91 ||

HYP.IV.92. Presa pelas cordas do NĀDA, a mente se livra da inquietação e se torna completamente estável, como um pássaro cujas asas foram aparadas.

बद्धं तु नाद-बन्धेन मनः सन्त्यक्त-चापलम् ।
प्रयाति सुतरां स्थैर्यं छिन्न-पक्षः खगो यथा ॥ ४-९२ ॥

baddhaṃ tu nāda-bandhena manaḥ santyakta-cāpalam |
prayāti sutarāṃ sthairyaṃ chinna-pakṣaḥ khago yathā || HYP.IV.92 ||

HYP.IV.93. Aquele que aspira ao domínio do YOGA deve abandonar toda atividade mental e, com uma mente atenta, meditar apenas no NĀDA.

सर्व-चिन्तां परित्यज्य सावधानेन चेतसा ।
नाद एवानुसन्धेयो योग-साम्राज्यमिच्छता ॥ ४-९३ ॥

sarva-cintāṃ parityajya sāvadhānena cetasā |
nāda evānusandheyo yoga-sāmrājyam icchatā || HYP.IV.93 ||

COMENTÁRIO: Voltando a atenção exclusivamente ao som do NĀDA, o YOGIN se desprende dos apelos do mundo externo e também controla sua mente, esvaziando-se de pensamentos. O NĀDA o conduz então a um estado meditativo (DHYĀNA), que antecede o SAMĀDHI.

HYP.IV.94. O NĀDA é a corda que prende o antílope [SĀRAṄGA] interno. É também o caçador que mata o antílope [KURAṄGA] interno.

नादोऽन्तरङ्ग-सारङ्ग-बन्धने वागुरायते ।
अन्तरङ्ग-कुरङ्गस्य वधे व्याधायतेऽपि च ॥ ४-९४ ॥

nādo'ntaraṅga-sāraṅga-bandhane vāgurāyate |
antaraṅga-kuraṅgasya vadhe vyādhāyate'pi ca || HYP.IV.94 ||

COMENTÁRIO: O NĀDA desempenha dois papéis complementares: segurar (prender, paralizar) a mente e destruir os processos mentais.

HYP.IV.95. A concentração no NĀDA é o fecho que prende o cavalo, por isso o YOGIN tem a obrigação de realizar sempre essa prática interna.

अन्तरङ्गस्य यमिनो वाजिनः परिघायते ।
नादोपास्ति-रतो नित्यमवधार्या हि योगिना ॥ ४-९५ ॥

antaraṅgasya yamino vājinaḥ parighāyate |
nādopāsti-rato nityam avadhāryā hi yoginā || HYP.IV.95 ||

HYP.IV.96. Pela junção do mercúrio [PĀRADA] da mente e do enxofre [GANDHAKA] do NĀDA, o mercúrio perde sua mobilidade e atinge o estado sem suporte [NIRĀLAMBA].

बद्धं विमुक्त-चाञ्चल्यं नाद-गन्धक-जारणात् ।
मनः-पारदमाप्नोति निरालम्बाख्य-खेऽटनम् ॥ ४-९६ ॥

baddhaṃ vimukta-cāñcalyaṃ nāda-gandhaka-jāraṇāt |
manaḥ-pāradam āpnoti nirālambākhya-khe'ṭanam || HYP.IV.96 ||

COMENTÁRIO: O mercúrio é um metal líquido que escorrega facilmente e é difícil de segurar. O enxofre é considerado um fogo condensado. Acreditava-se que a combinação dos dois produzia os diversos metais sólidos. Essa concepção alquímica serve como analogia para a ação do NĀDA sobre a mente: a prática de concentração no NĀDA fixa e estabiliza a mente, e ela passa a se sustentar sozinha, sem apoio externo (daquilo que vem através dos órgãos dos sentidos), voltando-se para aquilo que está além de todos os fenômenos – ou seja, BRAHMAN.

HYP.IV.97. Ouvindo o NĀDA, a serpente da mente logo se esquece de tudo, atenta somente àquilo, e não corre mais para lugar algum.

नाद-श्रवणतः क्षिप्रमन्तरङ्ग-भुजङ्गमम् ।
विस्मृतय सर्वमेकाग्रः कुत्रचिन्नहि धावति ॥ ४-९७ ॥

nāda-śravaṇataḥ kṣipram antaraṅga-bhujaṅgamam |
vismṛtaya sarvam ekāgraḥ kutracin nahi dhāvati || HYP.IV.97 ||

HYP.IV.98. O fogo que queima um pedaço de madeira desaparece com a madeira. A mente voltada para o NĀDA se dissolve com o NĀDA.

काष्ठे प्रवर्तितो वह्निः काष्ठेन सह शाम्यति ।
नादे प्रवर्तितं चित्तं नादेन सह लीयते ॥ ४-९८ ॥

kāṣṭhe pravartito vahniḥ kāṣṭhena saha śāmyati |
nāde pravartitaṃ cittaṃ nādena saha līyate || HYP.IV.98 ||

HYP.IV.99. Quando o órgão interno [ANTAḤ-KARAṆA], como o antílope, fascinado pelo som de sinetas e outros instrumentos, fica imóvel, ele pode ser facilmente silenciado por um arqueiro hábil.

घण्टादिनाद-सक्त-स्तब्धान्तः-करण-हरिणस्य ।
प्रहरणमपि सुकरं स्याच्छर-सन्धान-प्रवीणश्चेत् ॥ ४-९९ ॥

ghaṇṭādināda-sakta-stabdhāntaḥ-karaṇa-hariṇasya |
praharaṇam api sukaraṃ syāc chara-sandhāna-pravīṇaś cet || HYP.IV.99 ||

COMENTÁRIO: A concentração no NĀDA deve ser complementada por um outro passo. O NĀDA ajuda no controle da mente. Mas é necessário ir ainda além do controle da mente, ultrapassando também o NĀDA. É preciso, por assim dizer, penetrar dentro desse som, como explicado na estância seguinte.

HYP.IV.100. No interior do som ANĀHATA encontra-se o que deve ser conhecido [JÑEYA]. A mente se une ao que deve ser conhecido. A mente se dissolve nele e atinge o lugar supremo de VIṢṆU.

अनाहतस्य शब्दस्य ध्वनिर्य उपलभ्यते ।
ध्वनेरन्तर्गतं ज्ञेयं ज्ञेयस्यान्तर्गतं मनः ।
मनस्तत्र लयं याति तद्विष्णोः परमं पदम् ॥ ४-१०० ॥

anāhatasya śabdasya dhvanir ya upalabhyate |
dhvaner antargataṃ jñeyaṃ jñeyasyāntargataṃ manaḥ |
manas tatra layaṃ yāti tad viṣṇoḥ paramaṃ padam || HYP.IV.100 ||

COMENTÁRIO: Quando a prática da concentração do NĀDA é feita no CAKRA do coração, o YOGIN deve tentar penetrar no ANĀHATA, fundindo-se àquilo que está além do som, no centro do som, e é o que realmente importa. Assim, atinge-se o "lugar supremo (PARAM PADA) de VIṢṆU". Essa expressão, como já foi indicado, vem de um hino védico: ṚGVEDA I.22.20. Na tradição VAIṢṆAVA, esta é a morada suprema de VIṢṆU, sendo o destino daqueles que atingem a libertação espiritual (MOKṢA). As duas estâncias seguintes também enfatizam a importância de transcender o próprio NĀDA.

HYP.IV.101. Existe a concepção de espaço [ĀKĀŚA] enquanto o som é ouvido. A ausência de som é o supremo BRAHMAN, louvado como o supremo eu [ĀTMAN].

तावदाकाश-सङ्कल्पो यावच्छब्दः प्रवर्तते ।
निःशब्दं तत्-परं ब्रह्म परमातेति गीयते ॥ ४-१०१ ॥

tāvad ākāśa-saṅkalpo yāvac chabdaḥ pravartate |
niḥśabdaṃ tat-paraṃ brahma paramāteti gīyate || HYP.IV.101 ||

HYP.IV.102. Tudo aquilo que se ouve sob a forma de NĀDA é, realmente, a potência [ŚAKTI]. Aquilo em que os elementos [TATTVA] desaparecem é, realmente, o supremo Governante [PARAMEŚVARA].

यत्किंचिन्नाद-रूपेण श्रूयते शक्तिरेव सा ।
यस्तत्त्वान्तो निराकारः स एव परमेश्वरः ॥ ४-१०२ ॥

yat kiṃcin nāda-rūpeṇa śrūyate śaktir eva sā |
yas tattvānto nirākāraḥ sa eva parameśvaraḥ || HYP.IV.102 ||

COMENTÁRIO: Enquanto se ouve o NĀDA, existem ainda o espaço e o poder de criação do universo (a manifestação da ŚAKTI). Quando se ultrapassa o NĀDA, atinge-se BRAHMAN, o ĀTMAN e ŚIVA.

4.4 O estado final do YOGIN

HYP.IV.103. Esse foi o ensinamento sobre o NĀDA. Todos os métodos de HAṬHA e LAYA são apenas meios para atingir a perfeição do RĀJA-YOGA. O homem que atinge o RĀJA-YOGA vence o tempo [KĀLA].

इति नादानुसन्धानम्
सर्वे हठ-लयोपाया राजयोगस्य सिद्धये ।
राज-योग-समारूढः पुरुषः काल-वञ्चकः ॥ ४-१०३ ॥

iti nādānusandhānam
sarve haṭha-layopāyā rājayogasya siddhaye |
rāja-yoga-samārūḍhaḥ puruṣaḥ kāla-vañcakaḥ || HYP.IV.103 ||

HYP.IV.104. A essência [TATTVA] é a semente [BĪJA], HAṬHA é o campo [KṢETRA], o desprendimento [AUDĀSINYA] é a água. Com esses três, surge rapidamente UNMANĪ, a trepadeira que satisfaz todos os desejos.

तत्त्वं बीजं हठः क्षेत्रमौदासीन्यं जलं त्रिभिः ।
उन्मनी कल्प-लतिका सद्य एव प्रवर्तते ॥ ४-१०४ ॥

tattvaṃ bījaṃ haṭhaḥ kṣetram audāsīnyaṃ jalaṃ tribhiḥ |
unmanī kalpa-latikā sadya eva pravartate || HYP.IV.104 ||

COMENTÁRIO: KALPA-LATIKĀ é uma trepadeira que satisfaz todos os desejos de quem se senta sob ela. É um símbolo utilizado, na tradição VAIṢṆAVA, para representar o poder da devoção. Porém, no trecho citado, não está associado à devoção, mas ao resultado final, a mente sem mente ou não mente.

HYP.IV.105. Os pecados [PĀPAs] acumulados são eliminados pela concentração constante no NĀDA. O intelecto [CITTA] e o vento [MĀRUT] se dissolvem definitivamente na realidade sem manchas [NIRAÑJANA].

सदा नादानुसन्धानात्क्षीयन्ते पाप-संचयाः ।
निरञ्जने विलीयेते निश्चितं चित्त-मारुतौ ॥ ४-१०५ ॥

sadā nādānusandhānāt kṣīyante pāpa-saṃcayāḥ |
nirañjane vilīyete niścitaṃ citta-mārutau || HYP.IV.105 ||

HYP.IV.106. Não se ouve nem o NĀDA de uma concha, nem o do tambor DUNDHUBHI, quando se atinge o estado de UNMANĪ, e o corpo se torna semelhante à madeira.

शङ्ख-दुन्धुभि-नादं च न शृणोति कदाचन ।
काष्ठवज्जायते देह उन्मन्यावस्थया ध्रुवम् ॥ ४-१०६ ॥

śaṅkha-dundhubhi-nādaṃ ca na śṛṇoti kadācana |
kāṣṭhavaj jāyate deha unmanyāvasthayā dhruvam || HYP.IV.106 ||

HYP.IV.107. O YOGIN, completamente livre de todos os estados [AVASTHĀ] e de todos os pensamentos, permanece como morto. Ele está liberto [MUKTI], não há dúvidas sobre isso.

सर्वावस्था-विनिर्मुक्तः सर्व-चिन्ता-विवर्जितः ।
मृतवत्तिष्ठते योगी स मुक्तो नात्र संशयः ॥ ४-१०७ ॥

sarvāvasthā-vinirmuktaḥ sarva-cintā-vivarjitaḥ |
mṛtavat tiṣṭhate yogī sa mukto nātra saṃśayaḥ || HYP.IV.107 ||

COMENTÁRIO: Os estados (AVASTHĀ) citados aqui não são as etapas de progressão do YOGA (também designadas AVASTHĀ) descritas anteriormente neste texto. São os cinco estados seguintes: JĀGRAT (desperto), SVAPNA (sonho), SUṢUPTI (sono sem sonhos), MŪRCHĀ (transe) e MARAṆA (morte). Esses cinco estados se sucedem uns aos outros, para todas as pessoas que ainda não atingiram a libertação. O YOGIN liberto se desprende de todas essas transformações. As estâncias seguintes procuram descrever de várias formas o que é atingido na libertação.

HYP.IV.108. O YOGIN fundido no SAMĀDHI não é devorado pelo tempo [KĀLA], não é acorrentado por suas ações [KARMAN], nada pode dominá-lo.

खाद्यते न च कालेन बाध्यते न च कर्मणा ।
साध्यते न स केनापि योगी युक्तः समाधिना ॥ ४-१०८ ॥

khādyate na ca kālena bādhyate na ca karmaṇā |
sādhyate na sa kenāpi yogī yuktaḥ samādhinā || HYP.IV.108 ||

HYP.IV.109. O YOGIN fundido no SAMĀDHI não capta odor, nem sabor, nem forma, nem toque, nem som, nem a si mesmo, nem qualquer outro.

न गन्धं न रसं रूपं न च स्पर्शं न निःस्वनम् ।
नात्मानं न परं वेत्ति योगी युक्तः समाधिना ॥ ४-१०९ ॥

na gandhaṃ na rasaṃ rūpaṃ na ca sparśaṃ na niḥsvanam |
nātmānaṃ na paraṃ vetti yogī yuktaḥ samādhinā || HYP.IV.109 ||

HYP.IV.110. Aquele cujo intelecto [CITTA] não está desperto nem adormecido, que está livre das lembranças e do esquecimento, não perece nem nasce, esse é realmente um liberto [MUKTA].

चित्तं न सुप्तं नोजाग्रत्स्मृति-विस्मृति-वर्जितम् ।
न चास्तमेति नोदेति यस्यासौ मुक्त एव सः ॥ ४-११० ॥

cittaṃ na suptaṃ nojāgrat smṛti-vismṛti-varjitam |
na cāstam eti nodeti yasyāsau mukta eva saḥ || HYP.IV.110 ||

HYP.IV.111. O YOGIN fundido no SAMĀDHI não sente calor nem frio, dor ou alegria, nem honra, nem desonra.

न विजानाति शीतोष्णं न दुःखं न सुखं तथा ।
न मानं नोपमानं च योगी युक्तः समाधिना ॥ ४-१११ ॥

na vijānāti śītoṣṇaṃ na duḥkhaṃ na sukhaṃ tathā |
na mānaṃ nopamānaṃ ca yogī yuktaḥ samādhinā || HYP.IV.111 ||

HYP.IV.112. Aquele que, de modo fácil e natural, permanece no estado desperto como se estivesse adormecido, tendo suspendido sua inalação e exalação, só esse é certamente um liberto.

स्वस्थो जाग्रदवस्थायां सुप्तवद्योऽवतिष्ठते ।
निःश्वासोच्छ्वास-हीनश्च निश्चितं मुक्त एव सः ॥ ४-११२ ॥

svastho jāgrad avasthāyāṃ suptavad yo'vatiṣṭhate |
niḥśvāsocchvāsa-hīnaś ca niścitaṃ mukta eva saḥ || HYP.IV.112 ||

HYP.IV.113. O YOGIN fundido no SAMĀDHI é invulnerável a qualquer arma, está além do poder de qualquer pessoa, está além do domínio de MANTRAs e YANTRAs.

अवध्यः सर्व-शस्त्राणामशक्यः सर्व-देहिनाम् ।
अग्राह्यो मन्त्र-यन्त्राणां योगी युक्तः समाधिना ॥ ४-११३ ॥

avadhyaḥ sarva-śastrāṇām aśakyaḥ sarva-dehinām |
agrāhyo mantra-yantrāṇāṃ yogī yuktaḥ samādhinā || HYP.IV.113 ||

HYP.IV.114. Enquanto o vento [MĀRUT] não entrou no caminho do meio, enquanto a semente não estiver fixada pelo controle do PRĀṆA, enquanto o intelecto não refletir sua própria natureza durante a meditação [DHYĀNA], os que falam sobre a sabedoria [JÑĀNA] são charlatães e hipócritas.

यावन्नैव प्रविशति चरन्मारुतो मध्य-मार्गे
यावद्विदुर्न भवति दृढः प्राण-वात-प्रबन्धात् ।
यावद्ध्याने सहज-सदृशं जायते नैव तत्त्वं
तावज्ज्ञानं वदति तदिदं दम्भ-मिथ्या-प्रलापः ॥ ४-११४ ॥

yāvan naiva praviśati caran māruto madhya-mārge
yāvad vidur na bhavati dṛḍhaḥ prāṇa-vāta-prabandhāt |
yāvad dhyāne sahaja-sadṛśaṃ jāyate naiva tattvaṃ
tāvaj jñānaṃ vadati tad idaṃ dambha-mithyā-pralāpaḥ || HYP.IV.114 ||

Esta foi a quarta parte da HAṬHA-YOGA-PRADĪPIKĀ,
chamada de caracterização do SAMĀDHI

इति हठ-योग-प्रदीपिकायां समाधि-लक्षणं नाम चतुर्थोपदेशः ।

iti haṭha-yoga-pradīpikāyāṃ samādhi-lakṣaṇaṃ nāma caturthopadeśaḥ |

Apêndice

Transliteração e pronúncia do sânscrito

Utilizamos neste livro o sistema de transliteração internacional (IAST = *International Alphabet of Sanskrit Transliteration*) dos símbolos *devanāgarī*, utilizados no sânscrito. Esse sistema utiliza as letras do alfabeto romano, com alguns sinais para representar letras especiais. Este é o padrão para transliteração do sânscrito que foi aprovado no Congresso Internacional de Orientalistas realizado em Atenas, em 1912, e é, geralmente, utilizado até hoje. Há outros modos de transliterar o sânscrito, que não serão mostrados aqui.

As primeiras tabelas, mostradas a seguir, indicam apenas a transliteração de cada símbolo. Mais adiante, indicaremos a pronúncia de cada letra.

VOGAIS

अ	आ	इ	ई	उ	ऊ	ऋ	ॠ	ऌ	ॡ
A	Ā	I	Ī	U	Ū	Ṛ	Ṝ	Ḷ	Ḹ

DITONGOS

ए	ऐ	ओ	औ
E	AI	O	AU

MODIFICADORES

अं	अः
Ṃ	Ḥ

CONSOANTES

não aspirada	aspirada	não aspirada	aspirada	nasal	
क	ख	ग	घ	ङ	velar
K	KH	G	GH	Ṅ	
च	छ	ज	झ	ञ	palatal
C	CH	J	JH	Ñ	
ट	ठ	ड	ढ	ण	retroflexa
Ṭ	ṬH	Ḍ	ḌH	Ṇ	
त	थ	द	ध	न	dental
T	TH	D	DH	N	
प	फ	ब	भ	म	labial
P	PH	B	BH	M	

SEMIVOGAIS

य	र	ल	व
Y	R	L	V

SIBILANTES

श	ष	स
Ś	Ṣ	S

ASPIRADA FRICATIVA

ह
H

PRONÚNCIA: VOGAIS E DITONGOS

Em sânscrito, há símbolos diferentes para as vogais e os ditongos utilizados no início de uma palavra ou depois de uma consoante. No entanto, a transliteração é a mesma e a pronúncia também é igual. Mostramos aqui apenas o símbolo devanagari utilizado quando a vogal está no início.

Vogal	Pronúncia	Transliteração
अ	A (curto)	A
आ	A (longo)	Ā
इ	I (curto)	I
ई	I (longo)	Ī
उ	U (curto)	U
ऊ	U (longo)	Ū
ए	E (longo e fechado, como nosso Ê)	E
ऐ	AI (ditongo longo)	AI
ओ	O (longo e fechado, como nosso Ô)	O
औ	AU (ditongo longo)	AU
ऋ	Vogal R (som semelhante a RI, com o I muito curto)	Ṛ
ॠ	Vogal R longa	Ṝ
ऌ	Vogal L (som semelhante a LI, com o I muito curto)	Ḷ
ॡ	Vogal L longa	Ḹ

Note-se que não existem os sons de É e de Ó. As vogais E e O são sempre longas e fechadas. Por isso, pronuncia-se *Veda* como se fosse *Vêda,* e *Yoga* como se fosse *Yôga.*

A vogal Ṛ é pronunciada como um RI (com I muito curto) ou como RU (com U muito curto) em diferentes regiões da Índia. Essa diferença parece depender da língua materna da pessoa que está pronunciando o sânscrito. Isso torna difícil saber qual era a pronúncia original.

Quando se coloca um ponto (*anusvāra*) sobre uma vogal ou ditongo sua pronúncia fica nasalizada, como se tivesse um til ou como se fosse seguida por um M ou N. Por exemplo, o símbolo *devanāgarī* para a letra A, com um ponto (अं), deve ser lido como AM ou Ã, e é transliterado como AṂ.

Quando uma vogal ou um ditongo é seguido por dois pontos (*visarga*), o som dessa vogal ou ditongo é repetido depois de um som aspirado (como o H do inglês). Utiliza-se esse símbolo apenas no final das palavras. Por exemplo, o símbolo devanagari para a letra A, seguido por dois pontos (अः), deve ser lido como AHA, com o segundo A mais curto, e é transliterado como AḤ.

PRONÚNCIA: CONSOANTES E SEMIVOGAIS

A consoante H, no sânscrito, tem sempre um som como o H no inglês (por exemplo, nas palavras em inglês *home, hat* etc.). Muitas das consoantes do sânscrito são transliteradas por dois símbolos, como, por exemplo, KH. Em todos esses casos, o H deve ser pronunciado, como indicado (ou seja, como o H no idioma inglês). Por exemplo: PH nunca é pronunciado como se fosse F, mas com dois sons emendados, P-H. Não existe o som do F, em sânscrito.

As seguintes consoantes do sânscrito são pronunciadas como no português: K, G (porém sempre como em *gato* e nunca como em *gelo*), T, D, N, P, B, M, R, L. Todas as outras consoantes possuem alguma característica especial.

Note-se que o R deve ser pronunciado fazendo a língua vibrar, como no espanhol, e não como em inglês ou em francês. Em muitas regiões do Brasil, a pronúncia do R é diferente da utilizada no sânscrito.

A letra C (como na palavra sânscrita *cakra*) deve ser sempre lida aproximadamente como TCH. Portanto, nunca tem o som de K.

A letra J deve ser lida como DJ (como no nome Djalma, por exemplo). Não existem em sânscrito os sons do J em português, como em *janela.*

As letras T e D com um ponto em baixo (Ṭ e Ḍ) são pronunciadas com a ponta da língua virada para trás (retroflexo). Quando não têm esse ponto, são pronunciadas normalmente, com a ponta da língua perto dos dentes incisivos superiores.

A letra Y é pronunciada como um I curto, como no inglês. No sânscrito, nunca aparece a letra I seguida por outra vogal.

A letra V, que é uma semivogal, tem duas pronúncias diferentes, conforme esteja entre duas vogais ou depois de uma consoante. Se estiver entre duas vogais, tem o som do nosso V. Se estiver depois de uma consoante, tem um som como o W do inglês, ou seja, como um U curto. No sânscrito, nunca aparece a letra U seguida por outra vogal.

Existem vários tipos de consoantes nasais em sânscrito. Além de M e N, que se pronunciam como em português, existem outras três. A letra N com um ponto em cima (Ṅ) se pronuncia como NG. A letra N com um til (Ñ) se pronuncia como o Ñ do espanhol, ou como o nosso NH. A letra N com ponto embaixo (Ṇ) se pronuncia de forma semelhante ao nosso N, mas com a ponta da língua para trás (retroflexo). O tipo de consoante nasal que se utiliza em cada palavra depende da consoante que vem depois dela. Só se usa Ñ antes de C, CH, J e JH, por exemplo.

Há três tipos de sibilantes (semelhantes ao nosso S) em sânscrito. Um deles, que não tem qualquer sinal especial, tem o som do nosso S, ou de SS. Nunca é pronunciado como Z, mesmo quando está entre vogais (não existe o som de Z em sânscrito).

Quando a letra S aparece com um acento agudo (Ś), como no nome de *Śiva*, ela é pronunciada como o SH do inglês ou o nosso CH. Quando a letra S aparece com um ponto embaixo (Ṣ), como no nome de *Viṣṇu*, é pronunciada como um SH com a ponta da língua para trás (retroflexo).

O grupo consonantal JÑ (por exemplo, na palavra *jñāna*, que significa sabedoria) tem uma pronúncia irregular. Pelas regras fonéticas usuais, deveria ser pronunciado como DJ-NH; mas é pronunciado como GNH.

Este livro foi impresso pela Gráfica Santa Marta
em fontes AA_NAGARI_SHREE_L1, Adobe Devanagari e Arno Pro
sobre papel Pólen Bold 90 g/m²
para a Mantra na primavera de 2023.